# 中医药文化与健康教育

## （汉英对照·初中版）

主 编 李 铁 王 昊

副主编 娄 爽 张艳玲 王雪迪
曹家桢 程 媛 郎 雪

U0343355

全国百佳图书出版单位

中国中医药出版社

·北 京·

图书在版编目（CIP）数据

中医药文化与健康教育：初中版：汉英对照 / 李铁，王昊主编 . -- 北京：中国中医药出版社，2024.12.
（中华优秀传统文化中医药知识启蒙系列青少年读物）.
ISBN 978-7-5132-8986-3

Ⅰ. R2-05

中国国家版本馆 CIP 数据核字第 2024X4W260 号

**中国中医药出版社出版**

**北京经济技术开发区科创十三街 31 号院二区 8 号楼**

邮政编码　100176

传真　010-64405721

河北品睿印刷有限公司印刷

各地新华书店经销

开本 787×1092　1/16　印张 6.25　字数 105 千字

2024 年 12 月第 1 版　2024 年 12 月第 1 次印刷

书号　ISBN 978 – 7 – 5132 – 8986 – 3

定价　37.90 元

网址　www.cptcm.com

服 务 热 线　010-64405510

购 书 热 线　010-89535836

维 权 打 假　010-64405753

微信服务号　zgzyycbs

微商城网址　https://kdt.im/LIdUGr

官 方 微 博　http://e.weibo.com/cptcm

天猫旗舰店网址　https://zgzyycbs.tmall.com

如有印装质量问题请与本社出版部联系（010-64405510）

# 《中医药文化与健康教育》

（汉英对照·初中版）

## 专家指导委员会

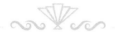

冷向阳（长春中医药大学校长）

王富春（长春中医药大学终身教授）

李　磊（长春中医药大学副校长）

刘　淼（长春中医药大学外语教学部主任）

# 《中医药文化与健康教育》

（汉英对照·初中版）

## 编 委 会

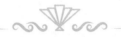

主　编：李　铁　王　昊

副主编：娄　爽　张艳玲　王雪迪
　　　　曹家桢　程　媛　郎　雪

编　委：于千惠　陈红秀　贺　静
　　　　贾佳琳　张凯强　滕雪琦
　　　　袁书婷　韩鑫洋　张逸凡
　　　　孙秀丽　赵悦竹　陈林贺
　　　　王超军　张琦鑫

# 前　言

　　中医药文化是我国历史悠久的文化遗产，源远流长、博大精深。作为中国文化的精髓，中医药文化包含的理念和方法也是世界医学的宝藏。习近平主席指出："中医药学凝聚着深邃的哲学智慧和中华民族几千年的健康养生理念及其实践经验，是中国古代科学的瑰宝，也是打开中华文明宝库的钥匙。"

　　2019 年 10 月《国务院关于促进中医药传承创新发展的意见》明确指出："实施中医药文化传播行动，把中医药文化贯穿国民教育始终，中小学进一步丰富中医药文化教育。"2021 年 6 月，国家中医药管理局、教育部、国家卫生健康委等多部门共同制定的《中医药文化传播行动实施方案（2021—2025 年）》中提出："到 2025 年，……中医药文化进校园的机制初步建立，基础进一步夯实，中小学中医药文化教育不断加强，推动实现中医药文化贯穿国民教育始终。"这是国家对于中医药文化和理论教育的重要指示，也是提升我国少年儿童传统文化教育的重要举措。

在中小学阶段普及中医药知识，既可以使学生了解中医药文化的博大精深，又可以使学生掌握基本的养生保健常识，培养他们良好的生活习惯。同时，在中小学年龄段开展中医药教育符合中医药人才培养的规律。中医思维、中医理论、中医诊治方法的教学活动，能提高青少年对中国传统文化更深层次的理解和认知，积淀青少年中国传统文化底蕴，培养他们的爱国情怀。这无论对中华民族的文化复兴，还是对青少年的身体及心理健康，都具有积极而深远的价值和意义。

为此，长春外国语学校利用外语专业的优势，与长春中医药大学共同大力推广中医药文化，结合两门学科的特点，编写了本套适合中小学的中医药双语青少年读物。本套图书共分三册，即小学版、初中版和高中版，分别针对中小学学生各年龄段的生理和心理实际情况，精选中医药文化、中医药基础知识和实践技能的相关内容，满足授课的需要。主要编写思路为小学阶段"讲故事，重体验"，由趣味性故事和生活体验入手，引起学生对中医药的兴趣，体会中医药与生活的密切关系；初中阶段"讲文化，奠基础"，循序渐进地介绍中医药的发展简史、主要理论基础、简单的疾病常识，为学习中医健康知识奠定必要的基础；高中阶段"明理论，重实践"，系统介绍中医基础理论、中医诊断学、中药学、方剂学、经络学等学科基础知识，并开展一部分实践训练，使青少年能够理解和掌握一部分中医药的基础知识，为进一步学习中医健康知识奠定学科理论基础。

本套图书语言力求通俗易懂、深入浅出，并安排活动实践课和英语小讲堂等教学内容，以满足中小学阶段中医双语教学的需要。

长春中医药大学针灸推拿学院院长　李　铁
长春外国语学校校长　王　昊
2024 年 10 月

# 目　录

# 第一章　中医药的古今发展

## 第一节　中医药的古代发展

**导读**

中医药学是中国人民在长期同疾病作斗争的过程中，所取得的极为丰富的经验总结，是中华优秀传统文化的重要组成部分。中医药学为我国人民卫生事业和中华民族的昌盛做出了巨大贡献。

在我们日常生活中到处都有中医药文化的影子，张仲景为治疗百姓冻伤的耳朵，首创了祛寒娇耳汤——饺子，已经成为过春节的常见食物；腊八节吃的腊八粥能够强健脾胃，有很好的养生作用；端午节的习俗是插艾和菖蒲，其本意是为了防治疾病。中医治病和养生保健的方法很多，例如中药、针灸、推拿、刮痧、拔罐等，其方法简便、经济安全、疗效显著。

古老的中医药文化流传至今已经有了几千年的历史，接下来我们就从中医药的起源开始，一步步揭开它神秘的面纱。

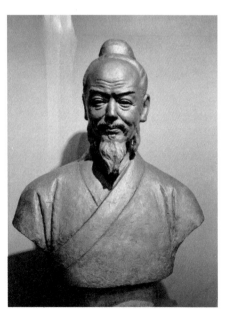

张仲景像

## 一、萌芽阶段

早在原始社会，人类就有了医疗活动。原始人会用简单的石器和木棒挖植物的根茎，抓捕凶猛的野兽，也会用一些简单的工具和动物骨器切开脓包、刺破放血、割除腐肉等，这些工具可以说是较早的医疗器具。

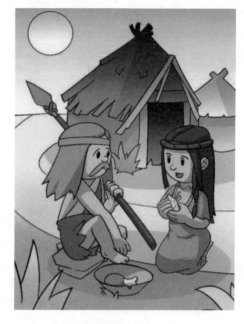

原始社会

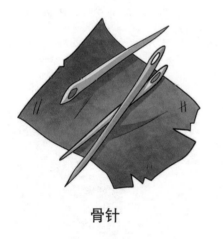

骨针

上古时期，祖先们发现了一些可以治病的动植物，经过后世人们无数次的尝试和经验的积累，鉴别食物、药物和毒物的知识逐渐丰富，比较著名的故事有"神农尝百草""伏羲制九针"和"伊尹制汤液"等。

## 二、发展阶段

中医学理论体系在战国至秦汉时期形成，主要包括精气学说、阴阳五行学说、经络学说和防治原则等。这一时期建立了比较完整的中医学理论体系结构和思维模式。《黄帝内经》的问世是中医学理

《黄帝内经》

论体系初步形成的标志，该书分为《素问》与《灵枢》两部分，是我国现存最早的体系最完整的医学经典。秦汉时期扁鹊首创望、闻、问、切四诊法，奠定了中医诊断学的基础，还使用针灸、汤液、按摩、热熨等多种方法为百姓治疗疾病。

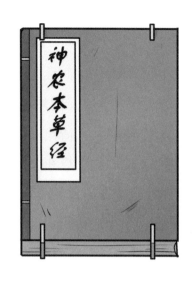

《神农本草经》

东汉末年，张仲景总结前人经验，写成了我国第一部临床医学专著《伤寒杂病论》，晋代王叔和将此书整理成《伤寒论》和《金匮要略》两本书。华佗，东汉末医学家，他以精通外科手术和发明麻沸散闻名天下，还创立了养生功法"五禽戏"。《神农本草经》托名"神农"所作，实成书于汉代，是中医四大经典著作之一，也是我国现存最早的药学专著，载药 365 种，创立了中药方剂组方配伍的君臣佐使原则和药性的四气五味理论。

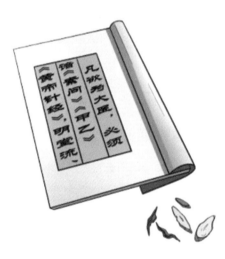

《备急千金要方》

唐代孙思邈总结前人理论并结合自身经验，广纳民间良方，完成了我国医药学史上极具影响力的两部著作——《备急千金要方》和《千金翼方》。因孙思邈医德高尚，成果颇丰，被后人尊为"药王"。

金元时期出现了不同的医学流派。刘完素、张从正、李杲、朱震亨四人被称为"金元四大家"，他们的学术思想对后世影响深远。刘完素为寒凉派代表，认为六气皆可从火化，大力倡导火热论，因而治疗上以清热通利为主，善用寒凉药物。张从正为攻下派代表，认为疾病多由外邪所致，主要以汗、吐、下三法祛邪治病；李杲为补土派代表，认为治疗应以升发脾阳为主；朱震亨为滋阴派代表，在治疗上提倡滋阴降火之法。

### 三、曲折发展阶段

在明清时期出现了温病学派，代表人物有明代吴又可，著有《温疫论》；清代叶天士，著有《温热论》；清代吴鞠通，著有《温病条辨》；清代薛生白，著有《湿热条辨》；清代王孟英，著有《温热经纬》，后四人被后世称为"温病四大家"，他们的思想和著作对中医临床均有重要指导作用。

明代医家李时珍编著的《本草纲目》，是对中药学的又一次总结，是汇集16世纪以前中国药学研究成就的药物学巨著，至今仍备受关注。

鸦片战争以后，西医学思想大量涌入，中医学的发展受到巨大的挑战，曾一度陷入存与废的争论之中。

### 四、想一想　多动脑

中医药学是中华民族几千年来同疾病作斗争的经验总结，在其漫长的发展过程中，涌现出许多名医，衍生出许多流派，留下了许多著作。同学们，请将医家与医学著作连一连吧！

| 孙思邈 | 《本草纲目》 |
| 李时珍 | 《伤寒杂病论》 |
| 张仲景 | 《备急千金要方》 |

### 五、英语小课堂

It has a long history of about 3000 years that traditional Chinese medicine (TCM) is still working effectively and gaining popularity around the world. With a splendid culture, it has already become a national treasure for Chinese people.

As early as ancient times, primitive humans began to use metal or other materials to make medical tools. The formation of TCM theories such as Essential Qi Theory（精气学说）, Yin-yang Theory（阴阳学说）, Five Phase Theory（五行学说）, and Meridian and Collateral Theory（经络学说）can be dated back to the Spring and Autumn Period to Han Dynasty.

With the prosperous development of TCM, many famous doctors have emerged one after another, such as Sun Simiao-the King of Medicine, Li Shizhen, the Four Masters of the Jin and Yuan Dynasties, and so on.

Nowadays, TCM can be found everywhere in our daily life. Dishes are prepared to prevent and heal disease, such as eating Laba congee（腊八粥）on the 8th day of the lunar month and handing branches of moxa on the Dragon Boat Festival. Nowadays, it is generally considered that traditional Chinese medicine is an ancient and mysterious existence.

## New Words and Expressions　生词和短语

splendid / 'splendɪd / *adj.* 壮观的；极好的

primitive / 'prɪmətɪv / *adj.* 原始的；发展水平低的

theory / 'θɪəri / *n.* 学说；理论

prosperous / 'prɒsp(ə)rəs / *adj.* 繁荣的，兴旺的

emerge / i'mɜːdʒ / *v.* 出现，兴起

moxibustion / mɒksɪ'bʌstʃ(ə)n / *n.* 艾灸

mysterious / mɪ'stɪəriəs / *adj.* 神秘的，诡秘的

date back 追溯

# 第二节　中医药的现代发展

**导　读**

　　进入现代以来，中医药担负着传承、创新与发展的重大使命。同学们，你们知道中医药学是如何不断发展、走向世界的吗？下面跟随本节课的内容，来寻找答案吧！

## 一、传承精华

　　中医药即使在发展过程中受到了一些冲击，却依然能够经久不衰、历久弥新，这与其卓越的临床疗效是分不开的。

　　在中华人民共和国成立前，中医药曾长期处于发展缓慢甚至停滞不前的状态。中华人民共和国成立后，中国共产党和政府在百废待兴、百业待举的情况下，对中医药事业给予了深切的关怀和重视，让曾历经艰辛的中医药获得了新生。

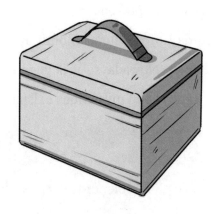

药箱

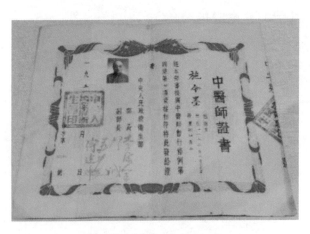

施今墨的中医师证书

　　施今墨就是这一时期的代表人物，他医术高超，救人无数，治愈了许多疑难重症的患者。在面对中西医理念不同的情况下，他依旧能够秉持中医基本理念，虚心接受西医学的理论和实践精华。施今墨不仅不排斥西医学，还提倡以中西医结合的方式治疗疾病，充分发挥中医和西医各自理论体系的优势，共同服务于中

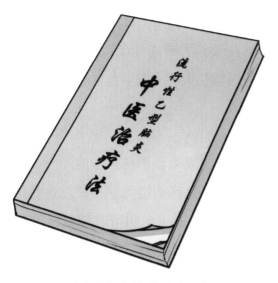

中医治疗传染病经验

国医学事业的发展。他培养了许多中医人才，为中医事业做出了突出贡献，在国内外享有很高的声望。

中国共产党和国家一直高度重视中医药的继承和发展工作，并强调要切实把中医药这一祖先留给我们的宝贵财富继承好、发展好、利用好，这些重要指示为新时代中医药发展指明了方向、提供了动力。

中医药在重大疫情防控和突发公共卫生事件的医疗救治中发挥了重要作用。中医、中西医结合治疗传染性非典型肺炎的疗效得到了世界卫生组织（WHO）的充分肯定。中医治疗甲型 H1N1 流感取得良好效果，其成果引起了国际社会的广泛关注。同时，中医药在防治新型冠状病毒感染、艾滋病、手足口病、疟疾、流行性脑脊髓膜炎、流行性乙型脑炎、人感染 H7N9 禽流感等传染病过程中，都发挥了自身的优势，起到了重要作用。

随着社会经济的不断发展，中医药学在保障人类健康、防治疾病中的作用日益彰显，学习中医的人数日益增多，中医药被更多人使用，中医药的疗效，尤其是针灸等特色疗法在世界范围内得到了广泛的应用。

## 二、守正创新

近年来中医药事业发展得越来越好，中医工作者也不断地发展中医理论，并积累了大量的临床经验。中医药独具特色的人才培养体系已经建立。中医药养生保健产业得到大力发展。中医药在"治未病"方面的独特

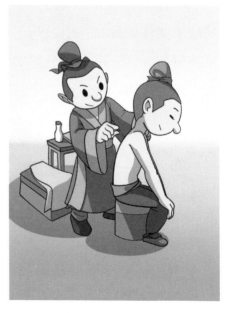

古人用针灸治病

作用得到了国际社会的认可。

　　一株药草改变世界，一根银针联通中西，一缕药香跨越古今。实现中华民族伟大复兴包含着中医药事业的复兴；实现中华民族伟大的中国梦包含着中医梦。

## 三、走向世界

　　中医药发源于中华大地，在不断汲取世界文明成果、丰富自身的同时，也逐步传播到世界各地。早在秦汉时期，中医药就传播到周边国家，并对这些国家的医药发展产生了重大影响。预防天花的种痘技术，在明清时期就传遍了世界。《本草纲目》被翻译成多国语言广为流传。达尔文将《本草纲目》称为"中国古代百科全书"。

　　中医药文化建设和科学研究在新时代迈出了新步伐。"中医针灸"列入联合国教科文组织人类非物质文化遗产代表作名录，针灸的神奇疗效引发了全球的"针灸热"，针刺麻醉镇痛的神奇作用得到了世界的关注。

　　随着《中国的中医药》白皮书等中医药政策文件的发布，中医药正迎来最好的发展时期。这一祖先留下的宝贵财富，将更好地为构建人类卫生健康共同体而贡献智慧和力量！

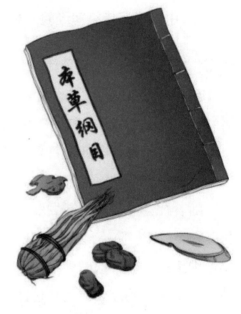

《本草纲目》

## 四、想一想　多动脑

　　中医药的发展不仅需要前辈们的努力，也需要新一代青年人的传承。"传承精华，守正创新"是中医药人要遵循的发展理念，也是中医药人要坚守的初心。同学们，作为新时代的中国青少年，我们能为传承中医药事业做些什么呢？和同学讨论一下吧！

## 五、英语小课堂

Traditional Chinese medicine has played an important role in the prevention and treatment of major epidemics and public health emergencies. In the past few years, China has witnessed remarkable results in using TCM-based prevention and treatment plans for Corona Virus Disease 2019 that has attained international attention. China further supports the preservation and innovative development of TCM. Projects focusing on fields such as the high-quality development of TCM health services, talent training and culture promotion have been accelerated and yielded results: 130 TCM projects have been inscribed on the Representative List of the National Intangible Cultural Heritage（国家级非物质文化遗产代表性项目名录）. Moreover, "Acupuncture and moxibustion（针灸）" was inscribed on the Representative List of the Intangible Cultural Heritage of Humanity of UNESCO（联合国教科文组织）. As a core belief of TCM, preventative treatment concept is effective in health care. TCM culture promotion can make a great contribution to the The Belt and Road（一带一路）Initiative.

### New Words and Expressions　生词和短语

epidemic / ˌepɪ'demɪk / *n.* 流行病，时疫

preservation / ˌprezə'veɪʃ(ə)n / *n.* 保存，保留；保护

innovative / 'ɪnəveɪtɪv / *adj.* 革新的；创新的

promotion / prə'məʊʃ(ə)n / *n.* 促进，增进

accelerate / ək'seləreɪt / *v.* （使）加速，加快

yield / jiːld / *n.* 收益；产量

inscribe / ɪn'skraɪb / *vt.* 雕，刻

initiative / ɪ'nɪʃətɪv / *n.* 倡仪；主动性

# 第三节　中医药的当代成就

**导　读**

　　中药是中华民族的瑰宝，是中医学体系的重要组成部分，为中华民族几千年来的健康事业做出了杰出贡献。中药也是一个巨大的宝库，越来越受到世界的关注。中药中许多新的价值正在被进一步探索、挖掘和研究。

## 一、屠呦呦获得诺贝尔奖

　　诺贝尔奖是由瑞典著名的化学家诺贝尔先生捐献自己所有财产所创立的国际奖项，每年举办一次评选，旨在奖励那些在各自领域中"对人类做出杰出贡献"的科学家。

　　屠呦呦是中国第一位获得诺贝尔生理学或医学奖的科学家，她从中药青蒿中提取了青蒿素。实验证

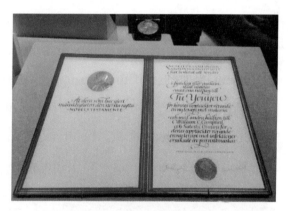

诺贝尔奖证书

明青蒿素能有效抑制疟原虫的生长，治愈疟疾。屠呦呦的发现挽救了全球无数活在疟疾阴影下的患者，因此在 2015 年，她获得了诺贝尔生理学或医学奖。这是迄今为止中国医学界在世界范围内获得的最有影响力的奖项，也是中医药对人类健康事业做出的巨大贡献。

## 二、青蒿素的发现

### （一）什么是疟疾

　　疟疾是一种由疟原虫入侵人体后引发的急性流行性疾病。患者在感染疟疾后会表现为周期性寒战、发热、头痛、出汗、贫血、脾肿大等。因此在民间又称疟疾为"打摆子"。疟疾主要通过血液传播，其中以蚊虫吸食血液传播最为

普遍，传染性非常高，让人们防不胜防。疟疾发病后症状十分明显，严重时甚至会致人死亡。世界卫生组织（WHO）正式发布的《世界疟疾报告2023》中显示，2022年，全球约有2.49亿疟疾病例，比2021年增加500万例，是全球最大的公共卫生问题之一。

### （二）屠呦呦是如何发现青蒿素的

屠呦呦发现青蒿素的过程并不是想象中的一帆风顺。在刚接受研发任务的时候，其他人员已经试验了几十种药物，结果都失败了。大家都认为这是一项不可能完成的任务，可屠呦呦却没有放弃这项工作，她翻阅大量古代医籍、寻找方药、拜访老中医，对获得的大量中药信息逐字逐句地抄录、分析研究。经过多年努力，屠呦呦从2000余种动物、植物、矿物等药物中筛选出100余种可能有效果的中药，但对疟疾的治疗效果还是不能令人满意。

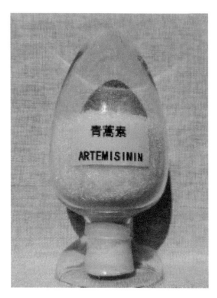

**青蒿素**

在不断地探索和实验中，屠呦呦在《肘后备急方》中找到了"青蒿一握，以水二升，绞取汁"的中药制备方法。这句话给了屠呦呦巨大的启示，她猜测前面提取实验中的高温环境可能破坏了青蒿中的药用有效成分，从而影响了实验结果。于是屠呦呦决定在低温条件下提取青蒿中的有效成分，在经历了无数次的失败后，她终于从青蒿中提取出能够显著抑制疟原虫生长的试验品，并将这种青蒿提取物命名为"青蒿素"。

## 三、神奇的青蒿

青蒿最早记载于《神农本草经》，是菊科蒿属一年生草本植物。青蒿本身具有浓烈的香气，能够治病祛邪。在中国的很多地方人们食用青蒿，例如云贵山区中就有食用由青蒿制成的蒿草粑粑以预防山野瘴气的习俗。

另外，中医学认为所有的药物都有性味。青蒿性寒，味辛、苦。根据中医理论，苦寒清热，辛能透散，因此青蒿具有清透虚热、凉血除蒸、解暑、截疟的功效，常用于暑邪发热、阴虚发热、骨蒸劳热、疟疾寒热、湿热黄疸，在治疗疟疾的药方中常常应用。

## 四、想一想　多动脑

　　中医药理论与实践对当代医学发展具有深刻的启示作用。传统医学的优势要想得到保持和发展，就要不断适应时代的需要，融合现代科学技术，与时俱进，通过多学科的联合来促进自身的发展。

　　历史告诉我们：中医药的发展是不断吸收历代医学实践的成果，是不断创新的过程。同学们，站在巨人的肩膀上不断努力，一定可以在中医药这座宝库中获取更多的珍贵成果。学过本节课后，一起来谈谈你的感悟吧！

## 五、英语小课堂

The Nobel Prizes（诺贝尔奖）are a set of international awards given for great achievements or discoveries in the fields of medicine, literature, economics, physics, chemistry, and peace. Tu Youyou is the first Chinese scientist to receive a *Nobel Prize* in Physiology or Medicine for her discovery of *Artemisinin*（青蒿素）, the most effective treatment for malaria. The Prize she received in 2015 marked great advances of Chinese medicine.

Malaria is a life-threatening disease caused by a parasite. Countless people died of Malaria in the world. It would not be an easy job for Professor Tu to find the antimalarial drugs. After hundreds of failures, she still kept on doing research and reviewing remedies. One day, when reading some recipes "using two liters of water, wringing juice and grasping Artemisia annua" to treat malaria written by Ge Hong in the *Handbook of Prescriptions for Emergencies*（肘后备急方）, she suddenly realized that she had to modify the extraction. At last, the breakthrough was made by Professor Tu. She successfully extracted artemisin.

With a strong aroma, Artemisia annua, which is believed to be effective in exorcizing in traditional Chinese medicine, was first recorded in *Shennong's Classic of Materia Medica*（神农本草经）. Therefore, Artemisia annua was considered to be a practical drug for treating malaria in traditional Chinese medicine. In addition, eating artemisia annua is believed to prevent diseases in many parts of China.

Although the successful extraction of artemisinin from Artemisia annua demonstrated the obvious effect of TCM treatment, with many opportunities and challenges, traditional Chinese medicine still needs more recognition from the world.

## New Words and Expressions 生词和短语

malaria / mə'leriə / *n.* 疟疾

herbal / 'hɜːrb(ə)l / *n.* 药草

parasite / 'pærəsaɪt / *n.* 寄生物，寄生虫

antimalarial / ænti:mə'leərɪəl / *n.* 抗疟药

remedy / 'remədi / *n.* 治疗法

recipe / 'resɪpi / *n.* 食谱

wring / rɪŋ / *vt.* 绞，拧，扭干

modify / 'mɒdɪfaɪ / *v.* 修改

extraction / ɪk'strækʃ(ə)n / *n.* 提取，开采

breakthrough / 'breɪkθruː / *n.* 重大进展，突破

aroma / ə'roʊmə / *n.* 香味，香气，芳香

exorcise / 'eksɔːsaɪz / *v.* 驱除

# 第四节 "古意""新象"悄然融合

**导读**

2017 年 1 月 18 日，国家主席习近平在瑞士日内瓦向世界卫生组织赠送了针灸铜人雕塑，这对中医药文化的传承和发展、中医针灸的学术国际化发展有着里程碑式的意义。这个浑身布满穴位的铜人雕塑，吸引了来自全世界的目光。

## 一、针灸铜人与经络研究

针灸铜人是中医针灸的象征，也是中医的文化符号之一，于北宋天圣年间制造。铜人雕塑的形象极具中国传统文化的特点，给人淳朴敦厚之感，在铸造上也采用了中国传统青铜石蜡浇铸法，此乃"古意"。如今铜人作为中国国礼被赠予海外，将中医文化发扬光大，此乃"新象"。

针灸铜人是古代针灸教学和考试使用的一种人体模型，天圣年间，王惟一据《铜人腧穴针灸图经》铸造出两具相同的针灸铜人，后世称为"天圣铜人"。铜人由青铜铸造，体表凿有 657 个穴位小孔，分单双穴，标有 354 个腧穴名。铸造针灸铜人胸背前后能够开合，体内雕有脏腑器官，是世界上最早的医学教学模型和人体解剖模型。

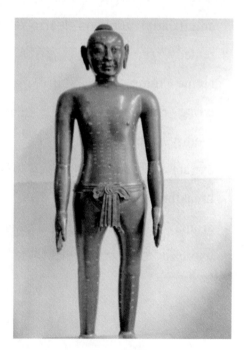

**针灸铜人**

如今"中国的针灸"正在走向世界，并被列入世界人类非物质文化遗产代表作名录，针灸铜人背后的文化韵味也更显浓厚。

正确选取穴位进行针灸治疗是获得良好疗效的关键。针灸也为历代医家所重视。古代中医大夫了解穴位主要依靠书籍和图本，由于没有立体直观的教具作为参考，不仅学习有难度，还容易出现错误。针灸铜人的出现改变了这一现象，穴位和经脉循行在铜人身上一并呈现，学习效率大大提高，对初学者来说是很好的方法。

## 二、经络与腧穴

经络是全身气血运行的通道，不仅可以反映人体正常生理机能和病理状态的变化，还可以诊断各种疾病，并应用指导临床实践。

腧穴，又称为"穴位"，是脏腑经络气血输注于躯体外部的特殊部位，也是疾病的反应点和针灸等治法的刺激点，它们被广泛应用于疾病的诊断和治疗中。

经络与腧穴又有着密不可分的关系。经络就像我们体内的河流网络，是气血运行的通道。气血通过经络流动到全身各个部位，滋养我们的身体，保证人体生命活动的正常运行。经络是一个完整的系统，由十四条主要经脉和部位相对表浅的络脉、经筋和皮部组成，它们像网络一样覆盖和联系着身体表面和内脏器官。腧穴则是经络上气血聚集的特殊部位，多数是气血从经络中流出或流

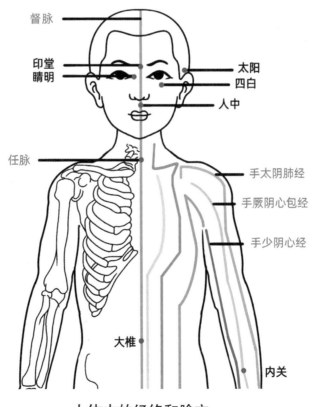

**人体中的经络和腧穴**

入的地方。通过刺激腧穴，可以调整经络中气血的状态，既可以疏通瘀滞的经络，又可以补益气血的虚损，达到治疗疾病和保健的效果。

### 三、针灸拔罐，病去一半

一直以来就有"针灸拔罐，病去一半"的说法。针灸、拔罐疗法等均属于中医适宜技术，作为最古老的自然疗法，医生通过针刺、艾灸与拔火罐等刺激方法施术于人体的经络或特定部位，可疏通经络，促进气血运行，激发人体自身的调节机制，以达到预防、治疗或康复作用。中医适宜技术历史悠久，操作简单，适应性广，疗效明显，经济安全，深受人民的喜爱和信任。所以"病去一半"虽然是个形容的手法，但实际上也并非虚言。

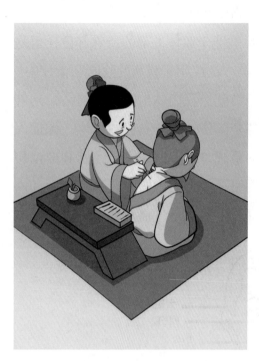

古代人针刺

#### （一）针灸

针灸是中医学重要的治病方法之一，包括针刺和艾灸两部分，临床治病时常将二者结合使用，故并称"针灸"，它是一种"从外治内"的治疗方法。针法是用特制的针具，刺入相应的穴位，并施行捻转、提插等操作手法的治疗方式；灸法是用艾绒或其他药物放置在体表的穴位上烧灼、温熨的治疗方式。

远古时期，人们偶然被一些尖硬物体，如石头、荆棘等划破身体表面的某个部位，病痛意想

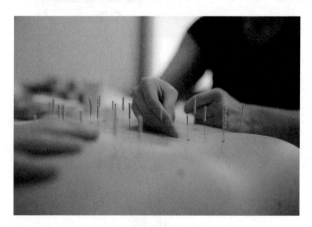

现代人针刺

不到地减轻了，因此人们开始有意识地用一些尖利的石块来刺割身体某些部位以减轻疾病的某些不适症状。这些石块就是针刺的原始工具——砭石。《山海经》中"有石如玉，可以为针"是关于石针的早期记载。

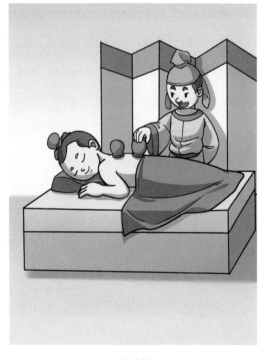

**艾灸**

灸法伴随着火的发现和使用而产生。在用火的过程中，人们发现身体某部位的病痛经火的烧灼、烘烤而得到了缓解或消除，继而学会用兽皮或树皮包裹烧热的石块、砂土进行局部热熨，逐步发展为以点燃树枝或干草热熏来治疗疾病。经过长期的摸索，人们选择了易燃且具有温通经脉作用的艾叶作为灸治的主要材料，对体表局部进行温热刺激，从而使灸法和针刺一样，成为防病治病的重要方法。"砭而刺之"逐渐发展为针法，"热而熨之"逐渐发展为灸法。

### （二）拔罐

拔罐以罐为工具，利用燃火、抽气等方法排出罐内空气，使罐吸附于穴位或体表的特定部位，造成局部皮肤充血，以达到防治疾病的目的。拔罐在中国有着悠久的历史，最早关于拔罐的文字记载见于湖南长沙马王堆汉墓出土的《五十二病方》，这表明中国至少在公元前2世纪就采用拔罐这种治疗技术了。

拔罐最早用兽角作为吸拔工具，所以也称为"角法"。随着医疗实践的不断发展，罐具的材料由兽角逐渐改进为竹罐、陶罐、玻璃罐等；拔罐方

**拔罐**

法上，有燃火排气、煮水排气、抽气等；临床应用上，从单纯吸毒排脓治疗外科痈肿，发展到治疗肌肉劳损、风湿病、感冒、头痛、哮喘等疾病。

## 四、想一想　多动脑

除了针灸与拔罐，推拿也是临床最常用的中医适宜技术之一。推拿的手法有很多，有推、拿、按、摩、揉、捏等。推拿是医疗手法，以治疗疾病为目的，有疏通经络、调节气血、扶伤止痛、祛邪扶正、调节阴阳的功效，可以调节脏腑功能，治疗肌肉关节不适等。同学们，哪些疾病适合用推拿治疗呢？请讨论一下。

## 五、英语小课堂

With a long history, the practice of acupuncture, moxibustion and cupping is TCM therapies that can be applied easily. For the obvious effect, these therapies have gained popularity among Chinese people for many generations. Acupuncture is the process of stimulating certain points of the body through needling. Moxibustion is to use a herb burning near the skin to warm and free the qi and blood（温通气血）in the channels. Cupping therapy uses heated cups to create suction on the skin to release muscle pain, chronic pain, fatigue, and the inflammation.

### New Words and Expressions　生词和短语

therapy / 'θerəpi / *n.* 治疗，疗法

suction / 'sʌkʃ(ə)n / *n.* 吸，抽吸

chronic / 'krɒnɪk / *adj.* 慢性的，长期的

fatigue / fə'tiːg / *n.* 疲劳

inflammation / ˌɪnflə'meɪʃ(ə)n / *n.* 炎症

# 活动课  认识针具

中医药文化有着几千年的历史，博大精深，除了大家平时所熟知的中药疗法，还有许多外治方法，例如针刺、艾灸、拔罐、刮痧、推拿、穴位敷贴、耳穴等。随着中医药事业的不断发展，中医治疗工具也在不断更新。

## 一、毫针

毫针用金属制作而成，以不锈钢最为常用。不锈钢毫针具有较好的强度和韧性，针体挺直滑利，耐热防锈，不易被化学物品腐蚀，故在临床上被广泛采用。毫针的结构可分为 5 个部分，即针尖、针身、针根、针柄、针尾。

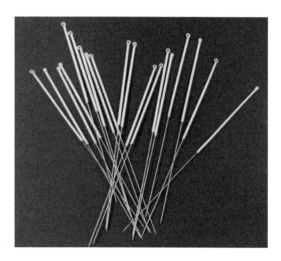

**毫针**

针尖是针身的尖端锋锐部分，亦称针芒；针身是针尖与针柄之间的主体部分，亦称针体；针身与针柄连接的部分称为针根；用以执针着力的部分称为针柄；针柄的末梢部分称为针尾。针柄与针尾多用铜丝或银丝缠绕，呈螺旋状或圆筒状。

毫针操作时，一般将持针的右手称为"刺手"，其作用主要是持握毫针。进针时将臂、腕、指之力集中，使针尖快速透入皮肤，然后行针。按压穴位局部、辅助进针的左手称为"押手"。主要是固定穴位皮肤，使毫针能够准确顺利地刺入皮肤，并使长毫针针身有所依靠，不致摇晃和弯曲。

进针时，刺手与押手需要配合得当，动作协调，这样就可以减轻痛感，行针顺利，并能调整和加强针刺感应，提高治疗效果。持针姿势状如执持毛笔，故又称为"执毛笔式持针法"。

毫针的操作流程是：定位→消毒→进针→行针→留针→出针。

## 二、三棱针

三棱针是用于刺破出血的针具，针柄呈圆柱状，针身至针尖呈三角锥形，刃尖锋利，分大、中、小三型，治疗时可根据不同病症及患者形体强弱，选择合适的针。用三棱针刺破浅部的浮络、孙络，可促进局部气血运行，有疏经通络、活血化瘀、开窍清热、消肿止痛的功效。

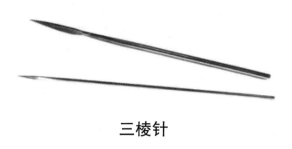

三棱针

## 三、皮肤针

皮肤针属于丛针浅刺法，是集合多支短针浅刺体表一定部位的针刺方法，是我国古代"半刺""浮刺""毛刺"等针法的发展，其临床应用极为广泛，对于很多疾病具有独特的疗效。皮肤针外形似小锤，针柄分为硬柄和软柄两种，一端附有莲蓬状的针盘，下边散嵌着不锈钢短针。根据针的数目而有不同的名称，五根针的称"梅花针"，七根针的是"七星针"，十八根针

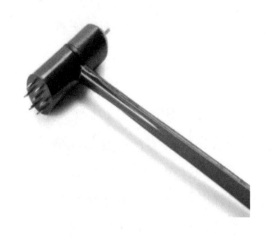

皮肤针

的称"罗汉针"。针尖要求不可太尖锐，应呈松针状，全束针尖要平齐，防止偏斜、钩曲、锈蚀。检查针具时，可用脱脂棉轻沾针尖，如针尖有钩曲或缺损，则棉絮易被勾起。

# 第二章　中医药理论基础

## 导读

　　中医学基础理论源于中国传统哲学体系，并受传统文化的影响，形成了以整体观和辨证论治为主要特点的理论体系，对人体生理、病理，疾病的预防、治疗等均有独到的认识。

## 第一节　中医学的理论体系

### 一、整体观

　　整体观源于中国古代唯物论和辩证法思想，它体现在中医学的生理、病理、诊法、辨证、治疗等知识体系的各个方面。

#### （一）人体本身具有统一性、完整性

　　中医学认为人体是一个有机的整体，人体的各个组成部分之间，在结构上是不可分割的，在功能上是相互协调、相互联系的，在病理上是相互影响的。中医学把人体看成一个以五脏为中心，配以六腑，通过经络系统"内属于脏腑，外络于肢节"进行沟通联络的整体。各个脏腑都有着不同的功能，却又相互关联，不可分割。

#### （二）人与自然具有整体性

　　大自然是人类赖以生存的必要条件。中医学认为人和自然是一个整体，大自然的变化可以直接或间接地影响人体，人体与大自然变化相适应，呈现一定

的周期规律，一般来说属于生理上的适应性调节，如果超越了生理上的范围，就可能会引起病理性反应。

**1. 生理适应性**　季节、气候对人体都会有周期性的影响。中医学认为气候具有五行属性，春属木，其气温；夏属火，其气热；长夏属土，其气湿；秋属金，其气燥；冬属水，其气寒；春温、夏热、长夏湿、秋燥、冬寒，是一年之中气候变化的一般规律。人在气候影响下，则有春生、夏长、长夏化、秋收、冬藏等相应的适应性变化。

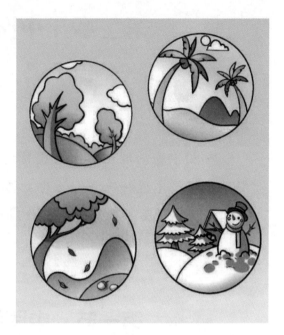

四季对人有影响

昼夜晨昏对人体也有周期性的影响。早晨阳气初生，中午阳气隆盛，因而人体的阳气白天运行于外，趋向于表，推动着人体的组织器官进行各种功能活动。至夜晚阳气内敛，人们休息，以恢复精力。

人类生存的地区气候、地理环境和生活习惯等差异也会直接影响人体的生理功能。如我国江南多湿热，当地人腠理多疏松；北方多燥寒，当地人腠理多致密。如果突然改变生活环境，人体初期多有不适，容易水土不服，经过一段时间才能逐渐适应。

**2. 病理相关性**　自然环境除了能直接影响人体生理之外，还能影响人体疾病的发生发展。一旦气候剧变，环境过于恶劣，超过了人体正常调节功能的限度；或者机体功能失常，不能对反常的自然变化作出适应性调节时，就会发生疾病。

除了一般性的疾病外，还有一些季节性多发病或时令性流行病。如《素问·金匮真言论》曰："春善病鼽衄，仲夏善病胸胁，长夏善病洞泄寒中，秋善病风疟，冬善病痹厥。"季节不同，其发病规律也各有特点。

昼夜晨昏的阴阳变化，对于疾病的发生发展也有一定影响。一般疾病，大多是白天病情较轻，夜晚病情较重，故《灵枢·顺气一日分为四时》说："夫百病者，多以旦慧、昼安、夕加、夜甚。"这是因为早晨、中午、黄昏、夜半人体的阳气存在着生、长、收、藏的周期规律，所以病情亦随之变化。

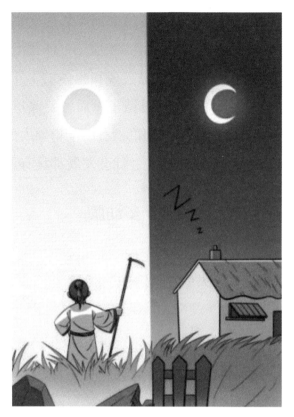

昼夜阴阳变化

## 二、辨证论治

辨证论治即将医生通过望闻问切得到的信息，运用中医理论进行分析、概括，判断为某种性质证候，并进行针对性治疗的过程。辨证论治是中医学诊治疾病的基本理论与思维方法，也是中医哲学思维的重要特征之一。

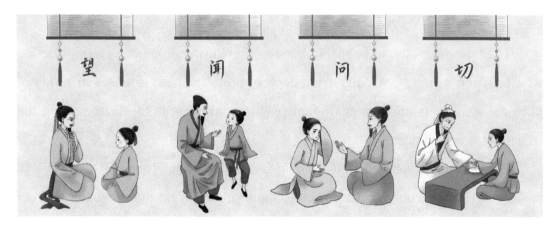

辨证论治

中医的"证"不同于西医学的"症"，中医通过对"证"的把握，根据每一个患者的体质状态，所患病证的不同阶段和状况，进行"辨证"分析。在整体观的指导下，概括疾病根源和病变本质，得出对疾病的认识，从而随证施治。针对性的"论治"，实质是个体化治疗。

中医哲学理论是宏观和整体的，正如钱学森所说："中医的理论和实践，我们真正理解了、总结了以后，要改造现在的科学技术，要引起科学革命。"深入理解中医哲学理论，有助于指导人们正确地处理人与自然之间的关系，对推动人类的健康事业、社会发展都具有重大意义。

## 三、想一想　多动脑

中医学认为"天人相应"，即人体与大自然的变化相适应。同学们，你们知道每个季节对应哪个五行和五脏吗？请完成以下连线吧！

| | | |
|---|---|---|
| 土 | 冬 | 肝 |
| 水 | 长（仲）夏 | 心 |
| 木 | 秋 | 脾 |
| 火 | 春 | 肺 |
| 金 | 夏 | 肾 |

## 四、英语小课堂

TCM considers the relationship between humans and nature as an interactive whole. When using TCM diagnosis, doctors prefer to treat diseases in terms of physical symptoms and the emotional reactions as well as the factors from the society and environment.

TCM treatment is based on *pattern differentiation*（辨证）and holistic view（整体观念）. TCM practitioners seek to collect all symptoms and signs together in order to perform a more effective treatment.

| New Words and Expressions　生词和短语 |
| :--- |
| interactive / ˌɪntəˈræktɪv / *adj.*　互相作用的，相互影响的 |
| diagnosis / ˌdaɪəgˈnəʊsɪs / *n.*　诊断，判断 |
| symptom / ˈsɪmptəm / *n.*　症状，征兆 |

# 第二节　中医学的哲学基础

**导　读**

气是宇宙的本体，构成万物的本原，气的运动变化推动宇宙万物的发生、发展和变化。阴阳是指宇宙万物中存在的两种既相互对立又互相联系的力量。五行指木、火、土、金、水，对应的五脏是肝、心、脾、肺、肾。五脏之间相生相克，维持体内的动态平衡。

## 一、气一元论

气一元论阐释人的生命活动，认识健康与疾病，指导诊断与治疗，是中医学重要的理论基础和思维方法。

### （一）气是物质

《列子》记载："有形去于无形，有形化为无形。"气是构成天地万物包括人类的共同原始物质，宇宙中的一切事物和现象都是由气构成的。中医学将构成和维持生命活动的各种物质皆包含在气的范畴。如《灵枢·决气》云："人有精、气、津、液、血、脉，余意以为一气耳。"中医学用气的物质性来说明自然、生命、健康和疾病。

### （二）气的运动是万物变化的根源

气的运动是物质世界存在的基本形式，天地万物生灭终始皆是气之升降聚散等运动的表现。中医学在《素问·天元纪大论》中提出"气化"的概念，说明天地之气化生万物的过程，"在天为气，在地成形，形气相感而化生万物矣"。气化是生命活动的基本形式，人体内精气血津液等物质的转化，以及人的"生长壮老已"，都是气运动产生的气化过程。

### （三）气是天地万物相互联系的中介

天地万物之间又充斥着无形之气，无形之气与有形实体进行着各种形式的交换活动，因而成为天地万物相互联系、相互作用的中介。中医学认为人体内各脏腑、经络、官窍等组织也是通过气的中介作用相互感应、相互联系、相互影响，如"心气通于舌""肝气通于目""脾气通于口"等。

## 二、阴阳学说

阴阳的概念产生于中国古代，最初是指日光的向背，向日光的为阳，背日光的为阴，后来逐渐扩大至自然万物。《易传·系辞上传》云："易有太极，是生两仪，两仪生四象，四象生八卦。"太极谓天地未分之前，元气混而为一，即"太一""太初"。"万物所出，造于太一，化于阴阳""一阴一阳之谓道"。由于太极是一，蕴涵阴与阳两种因素，所以太极变动不居，从而化生宇宙万物。阴与阳在彼此不断增长和消减的过程中维持着动态的平衡。阴阳有各自的特点，向上的、运动的、温热的、积极的属阳；向下的、静止的、寒凉的、消极的属阴。"阴阳"是一种相对的而非绝对的概念。天在上为阳，地在下为阴。天为阳，但不是绝对的阳，它可以再分，白天为阳，黑夜为阴。而白天虽然为阳，但又可以再分，上午为阳，下午为阴。阴阳还可以无限地划分。

中医学的阴阳学说是中医学理论体系的重要组成部分，

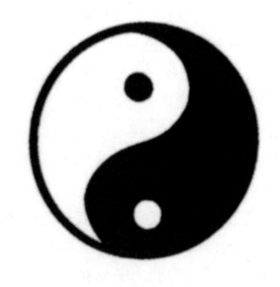

阴阳图

是理解和掌握中医学理论体系的关键。中医学用阴阳来阐释人体上下内外，以及人体同自然、社会等外部环境之间的复杂联系。阴阳对立统一关系的相对平衡，是维持和保证人体正常活动的基础；阴阳对立统一关系的失衡，则会导致人体疾病的发生。

### 三、五行学说

五行学说是中国古代的哲学思想。古人认为宇宙是由木、火、土、金、水五种最基本物质构成的，宇宙中各种事物和现象的发展、变化是这五种不同属性的物质不断运动和相互作用的结果。古人云："五行者，金、木、水、火、土也，乃造化万物，配合阴阳，为万物之精华者也。"

五行学说认为，宇宙间的任何事物都不是孤立的、静止的，而是在不断运

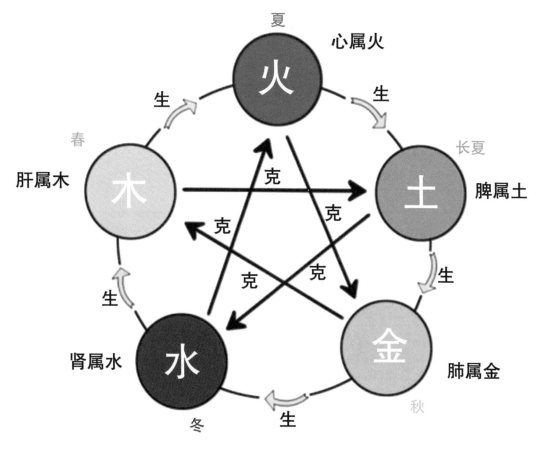

五行相生相克

动中维持着协调平衡。木的本意是指"树"，具有生长、升发、条达等特性。火具有温热上升等特性。土指土地具有养育、承载等特性。金指金属，熔化后可以变化成各种形状，具有肃杀、变革等特性。水有滋润、向下的特性。

古人采用取象比类与推演络绎的方法将世间万物分类，并与五行对应，依据五行之间相生相克的关系来阐释事物之间的联系与动态平衡。

五行学说认为，五行之间存在着相生相克的规律。这种规律促使事物的发展变化。相生，含有互相滋生、促进助长的意思。相克，含有互相制约、克制和抑制的意思。

五行相生：木生火，火生土，土生金，金生水，水生木。

五行相克：木克土，土克水，水克火，火克金，金克木。

相生相克是事物不可分割的两个方面。没有生就没有事物的发生和成长；没有克，就不能维持事物的发展和变化中的平衡与协调。没有相生就没有相克，没有相克就没有相生，这种生中有克、克中有生，相辅相成、互相为用的关系推动和维持事物的正常生长、发展和变化。

中医学通过五行把人体的脏腑功能活动与季节、气候、方位、五味、五色等联系起来。例如，肝属木，与春天、风、东方、酸味和青色等相联。以此类推，五脏形成五个系统联系的整体，并且不断运动，维护着人体的健康。

## 中医五行表

| 自然界 | | | | | | | 五行 | 人体 | | | | | | |
|---|---|---|---|---|---|---|---|---|---|---|---|---|---|---|
| 五音 | 五味 | 五色 | 五化 | 五气 | 五方 | 五季 | | 五脏 | 五腑 | 五官 | 形体 | 情志 | 五声 | 变动 |
| 角 | 酸 | 青 | 生 | 风 | 东 | 春 | 木 | 肝 | 胆 | 目 | 筋 | 怒 | 呼 | 握 |
| 徵 | 苦 | 赤 | 长 | 暑 | 南 | 夏 | 火 | 心 | 小肠 | 舌 | 脉 | 喜 | 笑 | 忧 |

续表

| 自然界 | | | | | | | 五行 | 人体 | | | | | | |
|---|---|---|---|---|---|---|---|---|---|---|---|---|---|---|
| 五音 | 五味 | 五色 | 五化 | 五气 | 五方 | 五季 | | 五脏 | 五腑 | 五官 | 形体 | 情志 | 五声 | 变动 |
| 宫 | 甘 | 黄 | 化 | 湿 | 中 | 长夏 | 土 | 脾 | 胃 | 口 | 肉 | 思 | 歌 | 哕 |
| 商 | 辛 | 白 | 收 | 燥 | 西 | 秋 | 金 | 肺 | 大肠 | 鼻 | 皮毛 | 悲 | 哭 | 咳 |
| 羽 | 咸 | 黑 | 藏 | 寒 | 北 | 冬 | 水 | 肾 | 膀胱 | 耳 | 骨 | 恐 | 呻 | 栗 |

## 四、想一想 多动脑

阴阳学说在生活中处处有所体现：向上的、运动的、温热的、积极的属于阳；向下的、静止的、寒凉的、消极的属于阴，根据它们各自的特点，你想到生活中哪些东西属阳，哪些东西属阴呢？我们一起讨论一下吧！

## 五、英语小课堂

The theory of Yin-yang（阴阳）and five phases（五行）is the cosmology and methodology used to understand and explain the nature in ancient China, and it is the materialism and dialectics in ancient China. After the theory of Yin-yang and five phases was introduced into the medical field, it was used to explain the origin, physiological function and pathological changes of human life, and to analyze and summarize the nature and types of diseases, thus becoming the basis for guiding prevention, diagnosis and treatment.

---

## New Words and Expressions　生词和短语

materialism / məˈtɪərɪəlɪz(ə)m /　*n.*　唯物主义

cosmology / kɒzˈmɒlədʒi /　*n.*　宇宙学

ancient / ˈeɪnʃ(ə)nt /　*adj.*　古代的；古老的

methodology / ˌmeθəˈdɒlədʒi /　*n.*　方法论

---

# 第三节　中医学的诊治特点

**导　读**

　　辨证论治是中医学认识疾病和治疗疾病的基本原则，也是中医学的基本特点之一。辨证论治的前提是望闻问切"四诊"合参，目的是分析和辨别证候，讨论和确定治疗原则和方法。

## 一、疾病、症状与证候

　　疾病是指在病因作用下机体邪正交争、阴阳失调所出现的功能失常的规律性病理全过程。疾病的发生和发展通常会通过一定的症状、体征和证候等表现出来。中医学认为症状和体征是疾病的外在表现。

　　症状是疾病过程中的个别表象，是患者主观感觉到的不适、异常反应、临床表现或某些病态改变，如头痛、发热、恶心、呕吐等。体征是客观的临床表现，是医生在诊察

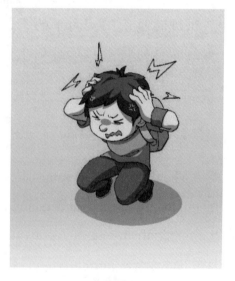

生病不适

疾病时所发现的异常征象，如舌苔、脉象等。广义的症状包括体征。

证，即证候，是机体在疾病发展过程中的某一阶段的病理概括，包括病变的原因、部位、性质、病势、邪正关系，以及机体的抗病反应能力等，反映了疾病发展过程中某一阶段病理变化的状态，它能够比症状更全面、更深刻、更正确地揭示疾病在特定时间段的基本情况。

## 二、四诊合参

中医四诊为望、闻、问、切。四诊之间是相互联系、不可分割的，各有其独特的作用，必须将它们有机地结合起来，互相参照、取长补短。

**1. 望诊** 望诊是指通过视觉对人体的全身、局部及排出物等方面进行有目的的观察，以了解患者健康状态、诊察病情的方法。望诊为四诊之首，有"望而知之谓之神"之说。中医理论认为人体内在脏腑、经络、气血及津液等的病理变化，都会通过外在的

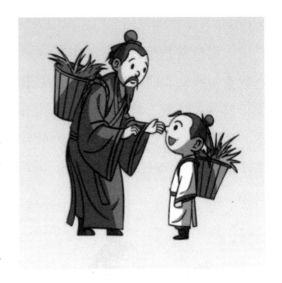

望

表现反映出来。因此，观察人体全身、局部的变化，不仅可以了解机体的健康状况，还可作为判断病理变化的依据，正如《灵枢·本脏》所说："视其外应，以知其内脏，则知所病矣。"舌诊是望诊的一部分，通过察看舌质和舌苔的形态、色泽、润燥等方面的变化测知病情的特色诊法，在中医诊断中占有重要地位。正常舌象为淡红舌，薄白苔，舌质柔软，活动自如。不同疾病会出现不同

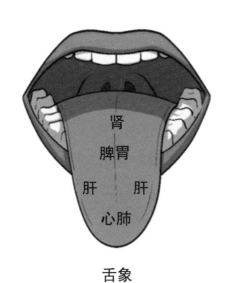

舌象

的舌质和舌苔。

**2. 闻诊** 闻诊包括听声音和嗅气味两方面，有"闻而知之谓之圣"之说。

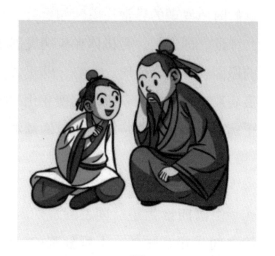

闻

听声音是指诊察患者的声音、语言、呼吸、咳嗽、呕吐、呃逆、嗳气、太息、喷嚏、肠鸣等各种声响，主要是根据声音的大小、高低、清浊以区别寒热虚实。

嗅气味是指通过嗅辨与疾病有关的气味查辨疾病信息。嗅气味分为病体气味（口气，汗气，痰、涕之气，二便之气，经、带、恶露之气等）与病室气味（病体本身或排出物、分泌物散发之气）。人脏腑功能正常，气血流畅，身体不会散发特殊气味；若脏腑、气血、津液出现病变，身体就会出现异常气味。

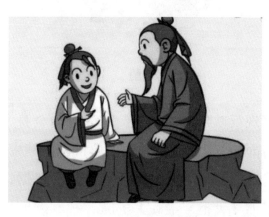

问

**3. 问诊** 问诊是指询问患者及其家属，了解现有症状及病史，为诊病提供依据的一种方法。有"问而知之谓之工"之说，明代医家张景岳认为问诊"乃诊治之要领，临证之首务"。

通过问诊了解患者既往病史与家族病史、起病原因、发病经过及治疗过程、主要痛苦所在、自觉症状、饮食喜恶等情况，结合望、闻、切所获信息，进行综合分析，才能对患者当下的状态做出准确的判断。《素问·疏五过论》云："凡欲诊病者，必问饮食居处。"后世医家将问诊主要内容编成"十问歌"，简便易记。

**十问歌**

一问寒热二问汗，

三问头身四问便，

五问饮食六胸腹，

七聋八渴俱当辨，

九问旧病十问因，

再兼服药参机变。

妇女尤必问经期，

迟速闭崩皆可见。

再添片语告儿科，

天花麻疹全占验。

**4. 切诊** 切诊又称"脉诊"，切是接触、靠近、按压之意，指医生用手指或手掌对患者某些部位进行触、摸、按、压，从而了解其健康状态。诊察病情的方法，有"切而知之谓之巧"之说，包括切脉和按诊两个部分。

脉诊是中医临床不可缺少的诊察步骤和内容。脉诊之所以重要，是由于脉象能反映患者机体各部分的生理病理信息，是窥视体内功能变化的窗口，可为诊断疾病提供重要依据。

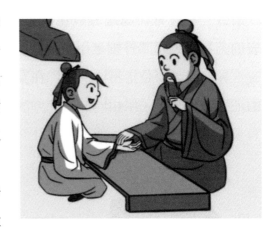

切

寸口脉分寸、关、尺三部脉，以两手的桡骨茎突处定关，关前为寸，关后为尺，三指按切，这是后世医家常用的一种诊脉方法。中医脉学理论渊深博奥，是中医学独具特色的一种诊断方法。

## 三、辨证与论治

辨证是将望、闻、问、切所收集的信息，通过分析，厘清疾病的原因、病性、病位，以及正邪之间的关系，概括、判断为某种性质的"证"，为疾病的治疗提供可靠依据。

论治，又称施治，是根据辨证的结果确定治疗的原则和方法。辨证和论治是诊治疾病过程中相互联系、不可分割的两个方面，是理论和实践相结合的体现。辨证是论治的前提和依据，论治是治疗疾病的手段和方法，也是对辨证是否正确的实际检验。

一种病包括数个不同证型，不同种病在各个发展过程中也可能出现同一种证型。因此在辨证论治的原则指导下，治疗疾病可以采取"同病异治"或"异病同治"的方法。

同病异治，是指同一种疾病，由于发病的时间、地点及患者机体反应不同，或者患者病情处于不同的发展阶段所表现的证型不同，因此治法也不同。以感冒为例，发病的季节不同，治法也不相同。暑季感冒，多由感受暑湿邪气所致，治疗常需应用芳香化浊类药物，以祛除暑湿。风热感冒多用辛凉解表的药物，风寒感冒则多用辛温解表的药物。

异病同治，是指不同疾病，在发展过程中出现了相同的病机，形成了相同的证型，此时可采用相同的治疗方法。例如久痢脱肛、胃下垂是不同疾病，但表现均为中气下陷证，就可以用补气升提的方法进行治疗。

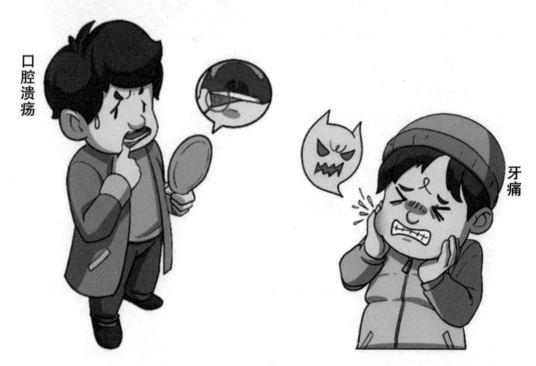

同样是胃火旺盛，但表现出来的疾病不同

可以看出，中医学不仅着眼于"病"的异同，更注重"证"的异同。"证同治亦同，证异治亦异"，实质上是由于"证"的概念中包含着病机，病机相同则治法相同。而这种"针对疾病发展过程中不同性质的矛盾用不同方法去解决"的思想，是辨证论治的理论实质。

## 四、想一想　多动脑

中医诊治疾病注重"四诊合参"。望：观察患者情况。闻：听声音和嗅气味。问：询问患者情况。切：手指感知患者情况。同学们，下面哪个选项属于闻诊的范畴呢？

A. 舌诊　　　　B. 脉诊　　　　C. 肠鸣音　　　　D. 经期

## 五、英语小课堂

The four diagnostic methods of TCM are used to comprehensively analyze the symptoms, shapes and pulse conditions of the relevant medical history by inspection, auscultation & olfaction, inquiry, and palpation, so as to judge the priority of the disease and correctly guide the treatment. The four diagnostic methods are interrelated and inseparable, and each has its own unique role. They should not be replaced by each other. They must be organically combined to achieve correlation of all four examinations（四诊合参）and complement each other.

### New Words and Expressions　生词和短语

diagnostic /ˌdaɪ.əgˈnɒs.tɪk/　*adj.*　诊断的，用于诊断的

comprehensively /ˌkɒm.prɪˈhen.sɪv.li/　*adv.*　完全地，彻底地

# 第四节　中医学的预防思想

**导读**

中医学提倡的预防理念融"预防保健、疾病治疗和康复养生"为一体，其提倡治未病的"未病先防""既病防变"和"瘥后防复"的"三防"思想，完全契合现在"健康中国"的理念，也是构建"预防为主"公共卫生体系的内容和路径。

## 一、未病先防

未病先防，是指人在没有患病的时候，要积极预防疾病的发生。中医学在总结劳动人民与疾病作斗争的经验中，首重预防。早在秦汉时期，《素问·上古天真论》中就强调了预防体外致病因素和增强自身抗病能力的重要性。一方面"正气存内，邪不可干"强调了重视体质的内在因素，"饮食有节，起居有常，不妄作劳"和"恬淡虚无，真气从之，精神内守，病安从来"提出了养生保健的具体做法。另一方面"虚邪贼风，避之有时"论述了天人合一的思想，要求人们顺应天时，积极避免或减少致病因素对人体的侵害，尽量做到不生病。

未病先防体现了"未雨绸缪、防微杜渐"的预防思想，包含着调养精神、体格锻炼、合理饮食、适时养生、科学用药等丰富的预防方法，与现代"预防为主"的新医学模式理念不谋而合。

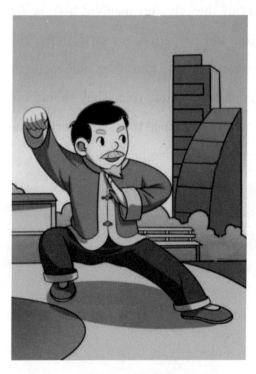

**养生功法护健康**

## 二、既病防变

既病防变，是指患者在患病以后，要积极采取措施防止病情加重。通常，疾病的传变是由表入里、由轻变重、由简单到复杂的过程。因此，在疾病防治时必须掌握疾病的发生、发展规律及其传变途径，做到早诊断，早治疗。

"既病防变"是中医学强调全面协同治疗思想的体现，《金匮要略》基于《黄帝内经》"既病防变"的思想，提出了"见肝之病，知肝传脾，当先实脾"的传变与防治规律的具体例子。

## 三、瘥后防复

瘥后防复，是指患者在病愈或病情稳定之后，要防止疾病的复发，掌握健康的"主动权"。一般患者初愈后，大多虚弱，针对患者气血衰少、津液亏虚、脾肾不足、血瘀痰阻等病理特点，采取综合措施，促使脏腑组织功能尽快恢复正常，达到邪尽病愈，病不复发的目的。"瘥后防复"的思想可以充分发挥中医药在疾病康复中的核心作用。

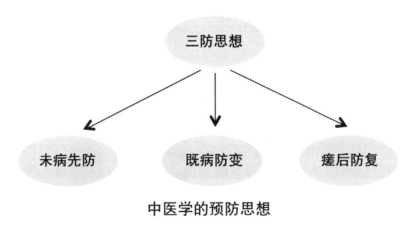

中医学的预防思想

## 四、想一想　多动脑

> 良好的作息习惯对于青少年的成长发育和身心健康都非常重要。人体的生物钟与大自然的时间变化密切相关，合理的作息时

间可以维持人体的阴阳平衡，青少年应该保证规律、充足的睡眠时间。中医学认为，晚上 11 点至凌晨 1 点为子时，是人体阴阳交替的节点，此时最适合熟睡。避免熬夜可以帮助青少年恢复体力，增强免疫力。同学们还知道哪些养生保健的方法？请和大家分享一下吧！

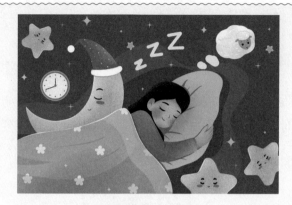

良好的作息习惯

## 五、英语小课堂

TCM has given great importance to prevention. The idea "treating the undiseased"（治未病）plays an important role in the formation and development of preventive medicine.

Preventive principles mainly include: prevention of the occurrence of diseases, prevention of the development and transmission of diseases, and prevention of the recurrence of diseases.

With a focus on disease prevention and health promotion, these principles are in accordance with the Healthy China Initiative.

### New Words and Expressions 生词和短语

occurrence / əˈkʌr(ə)ns / *n.* 发生，出现

transmission / trænzˈmɪʃ(ə)n / *n.* 播送

recurrence / riˈkʌrəns / *n.* 反复，重现

# 活动课　认识罐具

拔罐是以罐为工具，利用燃烧、抽吸、蒸汽等方法造成罐内负压，使罐吸附于腧穴或体表的一定部位，从而对身体产生良性刺激，达到调整机体功能、防治疾病目的的一种外治方法。

在古代，拔罐疗法的工具多选用动物犄角，后来人们在长期实践中又发明了多种罐具。

## 一、玻璃罐

玻璃罐是由玻璃加工制成的，形如球状，罐口平滑，分大、中、小 3 种型号。玻璃罐的特点是光滑透明，能清楚地观察到皮肤充血、瘀血的程度。玻璃罐还可用于"走罐法"。

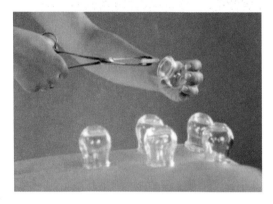

玻璃罐

## 二、竹罐

竹罐是选用正圆、坚固无损的竹子，截成长为 6～9cm 的竹管，一端留节为底，另一端作罐口，口径可做成 3cm、4.5cm、6cm 等几种，以适合不同部位拔罐的需要。制作时用刀刮去竹子的外皮及内膜，制成如腰鼓的圆筒，用砂纸磨光，罐口必须平整光滑。竹罐的特点是轻巧灵便、价格低廉、不易摔碎，但易爆裂、漏气。

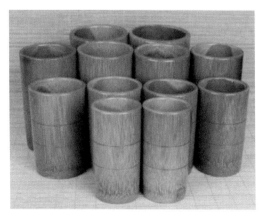

竹罐

### 三、陶土罐

陶土罐用陶土烧制而成，两端较小、中间略大、形如腰鼓；特点是吸拔力大，但较重、易碎。

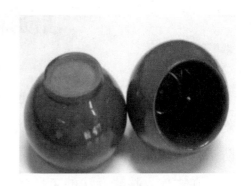

陶土罐

### 四、抽气罐

抽气罐又叫负压罐，由特制的塑料罐具和抽气装置构成。拔罐时将罐内空气抽出，使罐吸附在皮肤上。抽气罐的特点是使用方便、不用点火、无烫伤的风险，但抽气罐无温热感，使用起来有局限性。

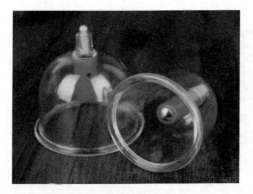

抽气罐

### 五、易罐

易罐是用硅胶材料制作而成的罐具，使用时不必用火点燃或借用其他工具，只需按瘪罐体就能随意吸附在身体表面，且不影响运动。"易罐疗法"是一种新型特色疗法，其优点是使用简便、安全性高、携带方便，但缺少温热刺激感觉、吸拔力量较小。

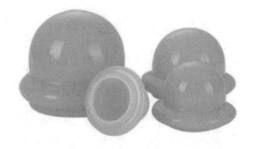

易罐

# 第三章 中医病因

**导 读**

中医学对病因的认识主要包括外感邪气、情志内伤、饮食劳逸及其他病因，宋代陈无择在《三因极一病证方论》中将病因分为内因、外因和不内外因。历代医家对病因认识的相关记载也非常丰富。对病因准确的认识是有效治疗的基础。

# 第一节 外感邪气

## 一、六气与六淫

在正常情况下，风、寒、暑、湿、燥、火是大自然六种不同的气候变化，称为"六气"。六气是万物生长和人类生存的必要条件，通常不会造成疾病的发生。

当六气超过一定限度，机体不能与之抵抗，则会成为六淫邪气，侵害人体，导致疾病的发生。六淫致病多从肌表、口鼻而入，例如风、寒、湿邪容易侵犯人体肌表，燥邪容易自口鼻而入等。六淫致病常有明显的季节性，不同季节的气候变化可以导致不同疾病的发生，例如春天多发生风性疾病，夏天多发生暑性疾病，长夏多发生湿性疾病，秋天多发生燥性疾病，冬天多发生寒性疾病等。不同的生存环境会导致不同的疾病，例如西北地区多燥性疾病、东北地区多寒性疾病、西南地区多湿性疾病等。

　　六淫邪气可以单独发病，也可以多种邪气相兼致病，例如寒邪可以直接侵犯脏腑导致泄泻，也可以和风邪一起导致风寒感冒。六淫在一定条件下可以相互转化，例如寒邪致病，如不及时治疗或者使用不当的治疗方法，寒邪也可以转变为热邪。

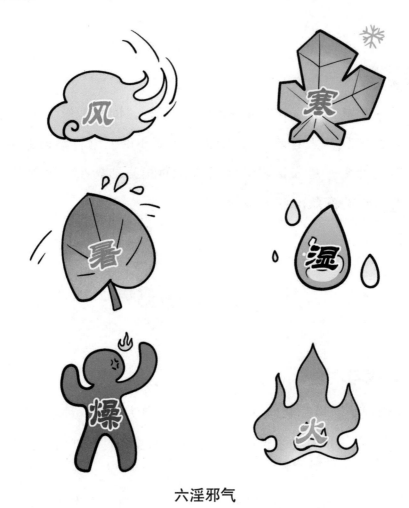

六淫邪气

## 二、疠气致病

　　疠气又叫"疫毒""戾气""疫气"等，是具有强烈传染性和致病性外感病邪的统称。当自然环境急剧变化的时候，疠气就易于产生和流行。明代医家吴又可指出，疠气不属于六淫中的任何一类，是天地间一种有强烈传染性的外感邪气。疠气可以通过空气传播，多从口鼻入侵人体致病，也可以通过被污染的食物、蚊虫叮咬、皮肤接触等途径传播。

　　疠气发病与六淫发病特点不同。疠气发病具有传染性强、发病急骤、变化多端等特点。在疠气流行的地方，无论男女老少，体质强弱，只要接触疠气，就有可能感染疾病。预防隔离不及时，就可能造成疫病流行。不同种类的疠气有不同的特点和传变规律。疠气的发生和气候因素、环境因素、预防措施和社会因素等密切相关。自然气候的反常变化，如久旱、酷暑、洪涝等，也会导致疠病的发生。自然环境破坏，生活环境恶劣，空气、水源、食物污染等也会导致疠病的发生。

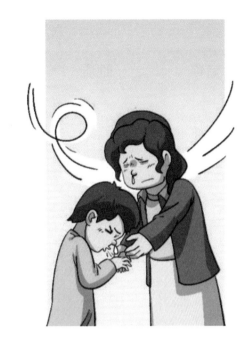

**疠气致病**

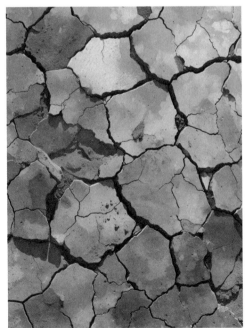

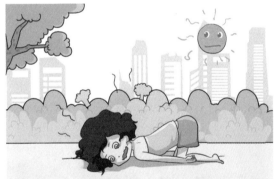

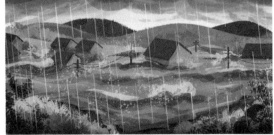

**自然气候的反常变化**

### 六淫的性质和致病表现

| 名称 | 性质 | 致病表现 |
|---|---|---|
| 风邪 | 轻扬开泄、善动不居 | 汗出恶风，面肌颤动，四肢关节游走性疼痛 |
| 寒邪 | 寒冷、凝结、收引 | 恶寒发热，鼻塞，流清涕，腹痛，关节疼痛、屈伸不利 |
| 暑邪 | 炎热、升散、易夹湿 | 高热，心烦胸闷，多汗，气短乏力 |
| 湿邪 | 重浊、黏滞 | 头身困重，四肢酸楚，小便浑浊 |
| 燥邪 | 干燥、收敛 | 鼻干咽燥，皮肤干涩，小便短少，大便干结 |
| 火邪 | 炎热、升腾 | 高热，咽喉红肿热痛，口渴咽干，烦躁 |

## 三、讲一讲　乐分享

　　外感邪气侵犯人体，是否发病与人体的抵抗力密切相关，因此在日常生活中我们要坚持锻炼身体，强健体魄，尽量防止疾病的发生。同学们是否有过外感邪气的经历？外感邪气都有哪些表现呢？想一想，生活中我们能够通过哪些方式来预防疾病呢？请和大家分享一下吧。

## 四、英语小课堂

Wind, cold, summer-heat, dampness, dryness and heat (fire) are six kinds of natural climatic factors known as six qi（六气）. We live in the natural world so we always come into contact with these natural factors. Under normal conditions, the human body can adapt to the changes of climate. If the harmonious relationship between human beings and nature is broken, the body is unable to adapt itself to the changes of the climate, leading to the occurrence of diseases. Under such a condition, the six natural climatic factors become pathogenic factors（邪气）which are called "six excess（六淫）" or "six climatic factors". In our daily lives, it is important to keep doing exercise and hold a positive attitude to life in order to enhance both physical and mental health.

### New Words and Expressions 生词和短语

dampness / 'dæmpnəs / n. 湿气，潮湿

harmonious / hɑːˈməʊniəs / adj. 和谐的，融洽的

enhance / ɪnˈhɑːns / v. 提高，增强

# 第二节 情志内伤

**导 读**

人会对经历的事情做出反应，有时还会产生不良情绪。中医学重视情志调节，认为情绪和疾病之间有着非常密切的关系。精气在各脏腑的分布状态不同，可以产生与脏腑功能相应的情感活动，情志和脏腑功能相互影响，情志过极则容易导致脏腑功能失衡、气机失调，从而引发各种疾病。

## 一、七情内伤

情志，是机体对外界环境刺激的不同情绪反应。喜、怒、忧、思、悲、恐、惊七种情志，称为"七情"。如果情志异常，过于强烈持久，偏激过甚，超过了人体的生理和心理适应能力，抑或人的身体虚弱，身体素质不好，脏腑精气虚衰，对情志刺激的调节能力下降，就会出现脏腑功能失调，内脏受损而导致情志病的发生。

人体的生理和心理都有一定的承受限度。如果长期过怒、过悲等，脏腑功能就会失去平衡，引发疾病。

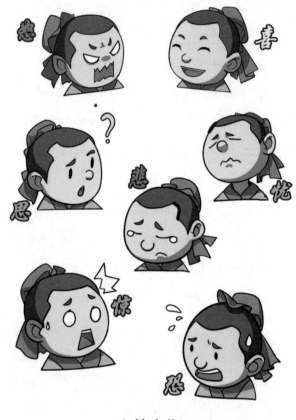

七情内伤

## 二、七情"致病"亦"治病"

### （一）七情致病

七情致病与生活环境的变化、脏腑精气的盛衰引起的情绪变化密切相关。人是否发病不仅与情志刺激强度大小、持续时间长短有关，还与人的身体素质、心理素质、情绪调节适应能力有关。

《黄帝内经》指出，怒伤肝、喜伤心、忧伤肺、思伤脾、恐伤肾。"怒"在生活中十分常见，有的人在遭遇挫折或者自身愿望不能得到满足时，就会控制不住情绪而发怒。轻度的发怒可以使情绪得到适当的发泄，但是生气发怒的次数过多，就会导致气机逆乱，影响肝的功能，出现头胀头晕、胸胁胀痛等症状，严重者甚至出现呕血、昏厥等。

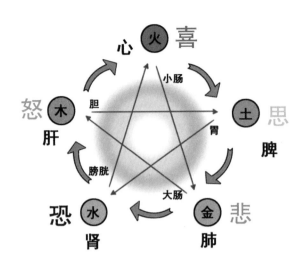

五志

心藏神，人的各种情志活动都是在心神的统领下协调气血阴阳的结果。心神充足，就会神志清明、言语清晰、目光明亮。心神过足则会出现精神不集中、注意力下降，甚至神志失常、癫狂等症状。

脾为五脏六腑的枢纽，是气血生化之源，思维、记忆等情志活动都与脾有着直接关系。过度思虑会导致脾气郁结，出现食欲不振、精神疲惫、腹胀便溏等症状。

肺开窍于鼻，掌管人体气的运行，当心情忧愁或者悲伤难过时就会导致肺气耗散，出现精神萎靡不振、胸闷气短、呼吸急促等表现。

肾主水，可以主持和调节人体的水液代谢。当人长期处于惊恐的状态时，肾的生理功能可能会受损，容易出现尿频、尿失禁等症状。

## （二）七情治病

人的情志活动与机体的生理、病理有着密切关系。七情不仅可以导致疾病发生，也可以治疗疾病。良好的情绪能使人体气机调畅、气血平和、正气旺盛，有利于提高人体抵抗力，预防疾病的发生。

用一种情志来调控、克制另一种情志叫五志相胜疗法。金元时期张从正就擅长以情胜情，他在根据五行配五志，运用情志五

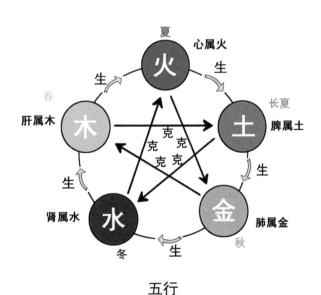

五行

志相生相克的属性给患者治病，颇有成效。

常言说"人逢喜事精神爽"，当人处在高兴、欢乐的情绪中，会感到身心愉悦，此时气血运行通畅，气机条达，病邪不易侵犯人体。同学们在学习生活中，应开朗乐观，保持心情舒畅，拥有健康稳定的情绪。

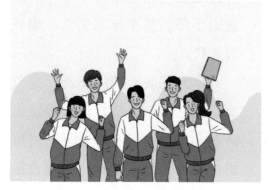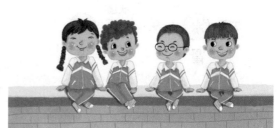

保持好心情

## 三、想一想　多动脑

日常生活中，我们应该保持身心愉悦，避免大喜大悲。当我们遇到困难时，适当地释放压力，寻求周围人的帮助，有助于调节自己的情绪。同学们在日常生活中都遇到过哪些令你情绪波动的事情，你又是如何处理的呢？不妨和大家分享一下，听听伙伴们提出的宝贵意见吧！

## 四、英语小课堂

*T*he seven emotions（七情）are joy, anger, anxiety, thought, sorrow, fear and fright. Normally, the seven emotions do not cause diseases. However, sudden, intense or prolonged stimulation of the emotions beyond the normal regulatory range of body function will result in disorders of the dynamics of qi, imbalance of yin-yang, blood and the five zang organs. Chinese medicine considers them to be one of the major pathological factors（致病因素）resulting in endogenous (internal) diseases. Good spirit and optimism lead to no disease or help patients recover.

## New Words and Expressions　生词和短语

intense / ɪn'tens / *adj.* 强烈的，紧张的

prolonged / prə'lɒŋd / *adj.* 持续很久的

regulatory / 'reɡjələt(ə)ri / *adj.* 调整的

imbalance / ɪm'bæl(ə)ns / *n.* 不平衡

endogenous / en'dɒdʒənəs / *adj.* 内源的，内生的

# 第三节　饮食劳逸

**导读**

　　规律的饮食是维持生命健康的基本条件，养成良好的饮食习惯，有助于维持人体正常的生理功能。人们寿命的长短与起居有着密切的关系，所以作息的安排也要合乎自然规律。

## 一、饮食失宜

　　脾为后天之本，可以将饮食化为水谷精微。脾还有统摄、控制血液在经脉中运行的生理功能。胃为水谷之海，主受纳腐熟水谷。饮食运化有赖于脾胃，如果饮食失宜，就会损伤脾胃，继而导致其他脏腑功能失调或正气损伤。由于饮食失宜引起的疾病大多在体内发病，因此称为"饮食内伤"。饮食失宜主要包括饮食不节、饮食不洁和饮食偏嗜三种情况。

### （一）饮食不节

　　饮食不节，是指饮食不能节制，每次摄入的食量明显低于或超过所需的食量。过饥或过饱均可影响健康，导致内伤脾胃，引发疾病。

**1.过饥**　过饥是指饮食摄入不足，包括饥而不得食、过度节食、因脾胃功能虚弱而摄食减少、因情志失调内伤脏腑而不思饮食等。

过饥会使气血化生减少，导致营养缺乏。一方面气血亏虚会导致脏腑失养，功能衰退，全身虚弱。另一方面又因正气不足，导致外邪入侵继发其他疾病。此外，长期过饥还会使胃气损伤，进而引起胃部不适或疼痛等。如果有意过度抑制食欲，又可发展成厌食等顽固性身心疾病。青少年如果饮食过少，会影响正常的生长发育。

**2.过饱**　过饱是指饮食摄入量超过脾胃的承受能力或脾胃虚弱而强食，这些都会导致脾胃难以充分消化转输而引起疾病。

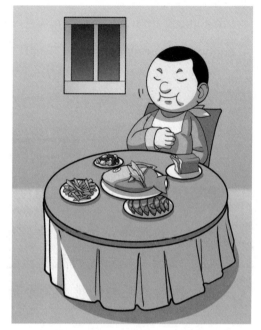

过饱

轻者表现为饮食积滞不化，脘腹胀满疼痛，嗳腐吞酸，呕吐泄泻，厌食纳呆等症状。重者可因脾胃损伤或营养过剩患高血压、肥胖等疾病。对于大病初愈者，若吃得过饱，容易导致疾病复发，称为"食复"。小儿脾胃虚弱，如果喂得过多，易造成消化不良，甚至发展成"疳积"。

### （二）饮食不洁

饮食不洁是指食用被微生物、寄生虫污染或变质腐坏甚至有毒的食物，导致疾病的发生。进食腐坏变质的食物，会引起胃肠功能紊乱，出现脘腹疼痛、恶心呕吐、肠鸣腹泻等。若进食被寄生虫污染的食物，则会导致各种寄生虫病，常表现为腹痛时作、嗜食异物、面黄肌瘦等。若进食变质腐坏的食物，则会感染痢疾等传染性疾病。如果进食有毒性的食物，则会发生食物中毒，轻则脘腹疼痛、呕吐腹泻，重则毒气攻心、神志昏迷，甚至危及生命。

### （三）饮食偏嗜

饮食偏嗜是指特别喜好某种性味的食物，或长期偏食某些食物而导致某些疾病的发生。

**1.寒热偏嗜** 寒热偏嗜是指喜欢摄入寒热性质较明显的食物。

寒者属阴，热者属阳，若过分嗜好偏寒或偏热的食物，则会导致身体阴阳失衡，进而发生某些病变。如偏食生冷寒凉之品，易耗伤脾胃阳气，导致寒湿内生；偏嗜辛温燥热之物，可导致肠胃积热，内伤相应脏腑，或引发痔疮等。

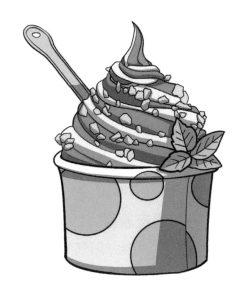

生冷寒凉之品

**2.五味偏嗜** 五味偏嗜是指长期偏爱某种口味的食物，或食味过浓而导致人体出现不良反应或疾病。

五味是指酸、苦、甘、辛、咸。五味对应五脏，酸入肝、苦入心、辛入肺、甘入脾、咸入肾。如果长期偏嗜某味食物，会引起脏腑功能失调，引发疾病。

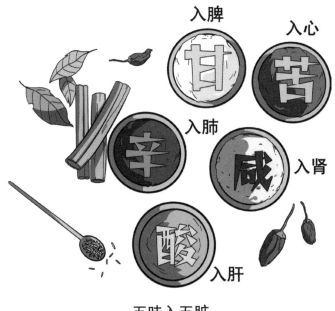

五味入五脏

**3. 食类偏嗜**　食类偏嗜是指专食某种或某类食品，或厌恶不食某类食物，或饮食中长期缺乏某些营养物质等。如过食肥甘厚味，可聚湿、生痰、化热等，易致肥胖、眩晕、中风、胸痹、消渴等病变。

## 二、起居失度

在日常生活中，若起居无常，恣意妄行，不注意保持精气，不善于统驭精神，日久则会使神气衰败，出现精神萎靡、面色不华、目光呆滞等表现。

### （一）昼夜晨昏

平旦，即早晨，阳气始生，人就要起床了；到了夜晚阴气隆盛之时，人就要休息了，这就是"日出而作，日落而息"。人体内的阴阳之气与大自然的阴阳之气消长同步，如果违反了这个规律，就会对人体造成损害。例如有些人熬夜通宵，白天睡觉，这与大自然阴阳消长规律相违背，久而久之，就会给身体健康造成诸多不良影响。

### （二）顺应四时

中医学还强调顺应四时生长化收藏的自然规律。

夏季白昼长，要晚睡早起；冬季白昼短，要早睡晚起。只有顺应天地四时阴阳变化规律，才能使人体与自然变化相适应。顺四时而适寒暑，才能保持身体的勃勃生机。长久坚持合理的作息规律有益健康，可以达到延年益寿的目的。

### （三）环境因素

居住地的自然环境、社会环境对于身体健康也有着极大的影响。过于吵闹的环境、过于浓烈的异味等都会影响正常生活，引发某些疾病。如长时间生活在潮湿的环境中，就可能引起湿疹或慢性腹泻等疾病。

## 三、讲一讲　乐分享

我们应该学习健康的生活方式，养成良好的生活习惯。同学们还知道哪些与健康相关的生活常识，请大家一起讨论吧！

## 四、英语小课堂

Balanced diet contains kinds of healthy food. It is the key to keeping good health. Foods contain important nutrients that keep our body working. Having a balanced diet and leading a healthy lifestyle make ourselves healthier.

TCM regards human body as a whole. Each kind of food has a nature and flavor. The organs of human body is associated with it. In TCM，there are less difference between food and medicine.

For example，warm foods can stimulate body function. But too much hot foods can over stimulate our body，causing too much fire in our body. Sweet foods are good for the spleen but too much sweet foods can result in an unhealthy condition. Food is considered to be a powerful tool to maintain health.

At the same time，TCM advocates a healthy lifestyle. Taking sleep for example，in TCM，the quality of sleep helps to determine the state of the mind (Shen) and the ethereal soul (Hun).

### New Words and Expressions 生词和短语

nutrient / ˈnjuːtriənt / *n.* 营养物，养分

spleen / spliːn / *n.* 脾

advocate / ˈædvəkeɪt / *vt.* 拥护；主张

ethereal / iˈθɪəriəl / *adj.* 轻飘的，缥缈的

# 第四节　其他病因

## 一、病理产物

在疾病过程中，由于外感病因、内伤病因的作用，引起气血津液代谢失调、脏腑经络等组织器官功能异常等病理变化，可产生痰饮、瘀血、结石等病理产物。这些病理产物一经产生，又可引发机体更为复杂的病理变化，成为新的致病因素。

**1.痰饮**　痰饮是指因机体水液代谢障碍所形成的病理产物。稠浊者为痰，清稀者为饮。痰又有有形与无形之别。有形之痰视之可见、闻之有声、触之可及，如咳出的痰液，喉间可闻的痰鸣，体表可触及的瘰疬[1]、痰核等。无形之痰虽然无形质可见，但却有表现可察，临床上主要通过症状和体征来分析判断，如梅核气等。饮的性质较清稀，流动性较大，多停留在人体的脏腑组织间隙或疏松部位，如肠胃、胸胁、胸膈、肌肤等。因停留的部位不同，症状各异，故有痰饮、悬饮、支饮、溢饮等不同病名。

凡能影响人体气化功能的正常进行并能导致水液代谢障碍者，均可致痰饮。痰饮多因外感、内伤导致肺、脾、肾及三焦功能失常，水湿停聚而形成。

**2.瘀血**　瘀血是指留积于体内、未能及时消散、丧失生理作用的血液，又称蓄血、恶血、衃血等，包括血液溢出经脉之外的离经之血，以及血液运行阻滞于经脉或脏腑组织内的血液。瘀血会阻滞气血运行，影响脏腑功能，导致各种新的病症。瘀血的形成主要有两方面原因：一是由于气虚、气滞、血寒、血热、痰浊内阻、情志等因素，导致气血功能失调而形成；二是各种外伤或内出血等直接形成瘀血。

**3.结石**　结石是指在多种因素作用下，身体的某一部位形成的砂石样病理产物。在结石的作用下可发生新的病症，如石淋、黄疸等。形成的结石因素包

---

[1] 瘰疬：主要指颈部淋巴结结核。

括饮食不当、情志内伤、肾精亏虚及服药不当等。此外，结石的发生还与年龄、性别、体质、生活习惯有关。

## 二、外伤

外伤主要是指外力损伤、烧烫伤、冻伤、化学伤、电击伤和虫兽伤等因素导致的皮肤、肌肉、筋骨的损伤。

**1. 外力损伤**　外力损伤是指机械暴力引起的创伤，包括跌打损伤、持重弩伤、枪弹金刃等损伤。轻者可引起受损部位皮肤、肌肉的损伤，如瘀血、肿胀、出血，甚则筋伤、骨折、关节脱位等；重者除局部损伤外，往往累及内脏，或因出血过多而导致气随血脱、昏迷、抽搐等。严重创伤感染后会导致毒邪内攻，甚至死亡。常见的表皮跌打损伤，创面干净、面积较小且浅，可以外涂碘伏消毒，保持伤口干燥。若伤口较深、面积较大、

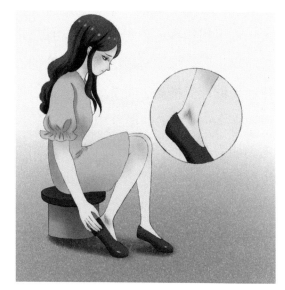

**外力损伤**

污染较重，建议前往医院进行清创缝合处理，必要时注射破伤风抗疫苗。扭伤发生后早期 48 小时内冰敷，有助于消肿，减少出血和肿胀；48 小时后采用热敷，可以起到消肿，促进瘀血、炎症吸收的作用。注意不要受伤后立即热敷，会加重患处肿胀；切忌随意揉搓患处，会加重患处组织的损伤和皮下出血。如果受伤严重一定要在保护好患处的情况下尽快到医院就诊。

**2. 烧烫伤**　烧烫伤是指高温所引起的灼伤，包括高温液体如沸水（油）和高温蒸汽、烈火、电热及其他高温物品作用于人体所造成的损害。烧烫伤主要以火毒为患，机体一旦受到烧烫伤害，轻者仅在受伤局部出现外证，如皮肤损伤、创面红肿热痛，伴见烙痕或起水疱；重者损伤肌肉筋骨，痛觉消失，创面呈皮革样。轻度、小面积皮肤烫伤的患者，可以先用凉水冲洗患处，再用一些

治疗烧烫伤的药膏涂在创面上，之后进行包扎处理，最好不要使用带有黏胶的敷料，用绑带固定即可。手足处烧伤包扎时注意将手指 / 脚趾分开，以防粘连。重度烧烫伤或者脸部直径超过 5cm 的烧伤患者一定要及时到医院进行治疗。注意不要在患者的伤口上涂抹牙膏、烟丝、木屑、草药等，否则易引起伤口感染。

**3. 冻伤**　冻伤是指人体因遭受低温侵袭而引起的局部或全身性损害。寒冷气候或环境是造成冻伤的重要条件。冻伤一般分为全身冻伤和局部冻伤，多发于身体的末梢，如耳、面部、手、足等。因这些部位多暴露于体外，面积较大，皮下组织少，保温能力差，且热量易发散，所以容易发生冻伤。发生冻伤后应尽量脱离低温环境，脱掉湿冷的衣服、鞋袜和手套，换上干燥的衣服和鞋袜；采取保温措施，补充食物能量。如为局部损伤，可自行复温，将冻伤部位浸泡在 40 ～ 42℃的温水中快速复温，建议浸泡到皮肤略微发红、有温热感为止；如为全身冻伤，应立即就医，到医院进行全身复温治疗。注意不要用力揉搓或拍打、冷水浸泡、雪搓或火烤等。

**4. 化学伤**　化学伤是指有毒或烈性化学物质对人体造成的直接损害。化学药品（如强酸、强碱）、农药、有毒气体（如工业气体）、军用化学毒剂（如神经性毒剂、窒息性毒剂等）、生活煤气及其他化学物品都可造成化学伤。这些化学物有的通过口鼻进入人体，有的经皮肤吸收。人体一旦受到化学毒物的伤害，即可在相应部位或全身出现反应，如皮肤黏膜被烧灼伤或发生红肿、水疱，甚至糜烂，头痛、头晕、恶心、呕吐、嗜睡、神昏、谵语、抽搐、痉挛等。抢救者需穿戴防护衣、防护手套、防护眼镜、防护面罩等，做好自身防护，并立即将伤者救离现场。对有昏迷、抽搐、呼吸困难等症状的危重患者应立即给氧，建立静脉通道，组织抢救，防止其肺水肿和休克，维持酸碱、水电解质平衡，保护肝、肾功能，防止其多脏器功能衰竭等严重并发症。

**5. 电击伤**　电击伤是指意外的触电事故所造成的人体损害。表现为触电或遭受雷击后，触电部位往往有不同程度的烧伤、血肿，暂时或长时间不省人事，甚至呼吸停止，面色青紫或苍白，脉搏细微，亦可表现为时有惊厥、痉挛，甚则僵直等。如发生电击，应迅速切断电源，斩断电路；站在干燥木板或塑料上用干木棍等将电线挑开。如果触电者没有呼吸、心跳，必须立即进行心肺复苏，等待医疗救助的到来，心肺复苏要直至触电者恢复自主呼吸、心跳或者等待医护人员到达现场后才能停止。若不知触电者触电的时间则应先拨打急救电话，再实施心肺复苏术。请注意：救护人员要穿绝缘鞋、戴绝缘手套或站在绝缘垫上。先将触电者转运至安全的地方再进行施救。

**6. 虫兽伤**　虫兽伤主要是指被毒蛇、猛兽、狂犬及其他家畜咬伤，还包括被某些昆虫咬（蜇）伤等。以上多种伤害，轻者可引起局部损伤，如疼痛、肿胀、出血；重者毒素迅速通过血液波及全身，导致重要脏器受损，出现全身中毒症状，如高热、神昏、神志恍惚、肢体抽搐等，更甚者有迅速死亡的危险。被狗、猫、蝙蝠等咬或抓伤后，先用肥皂水、清水等冲洗伤口；在彻底冲洗后，用 2%～3% 碘酒或 75% 酒精涂抹伤口，以清除或杀灭局部的病毒。对需要缝合的较大、较严重的伤口，应在清创消毒后先用狂犬病免疫血清或免疫球蛋白浸润伤口数小时后（不低于 2 小时）再予以缝合和包扎。

## 三、先天因素

先天因素，是指家族遗传或在出生前因母体原因导致疾病的因素，包括禀赋遗传和胎传。禀赋遗传是指亲代与子代之间禀赋物质传递的现象。胎传是指各种因素通过母体作用于胎儿的过程。先天因素导致的疾病可分为禀赋性疾病和胎传性疾病。

**1. 禀赋性疾病**　禀赋性疾病是指由于先天禀赋发生了变异，导致胎儿期或出生后身体结构和功能发生异常的疾病。如某些出血性疾病（血友病）、癫狂痫（精神分裂症、癫痫）、消渴、多指（趾）症、眩晕和中风（原发性高血压病）、色盲、近视及过敏性疾病等。此外，由于不良禀赋的影响，可以使人体的抵抗力降低或代谢调节发生某种缺陷，或体质反应性发生改变，使后代容易患某些疾病。

**2. 胎传性疾病**　胎传性疾病是指在胚胎发育过程中，各种因素通过母体作用于胎儿，影响或改变胎儿的生长发育，致使患病，也称为胎疾。

胎传性疾病的发生主要是母体在孕育胎儿时，由于衣食住行和情绪的调节不当等因素，影响胎儿生长发育，形成胎传性疾病。例如孕妇怀孕期间抑郁、生气、忧伤、受到惊吓、不小心摔倒、磕碰、受凉等都可能导致胎气受伤，从而导致胎疾。怀孕期间，孕妇饮食不规律，经常熬夜，不注意休息亦可扰动胎气，导致胎儿受损。

## 四、讲一讲　乐分享

在我们的日常生活中，有时候会不小心擦伤、扭伤或烧伤等。当这些外伤突然降临时，我们该如何妥善处理呢？同学们，你们在生活中有没有难忘的经历呢？如果愿意的话，不妨和大家分享一下，也许你的经验能给其他同学带来启发和帮助。

## 五、英语小课堂

During the course of diseases, certain substances including the phlegm-retained fluid, static blood, and calculus (stone) are produced which are called pathological products（病理因素）.These substances can lead to other diseases. Therefore, they are also called a secondary causes of diseases. The factors that influence the human body or the cause of a disease vary according to TCM theories. During the course of a disease, the external causes of disease or the internal causes of disease may result in metabolic disorders of qi, blood, body fluid and dysfunction of viscera or meridians.

### New Words and Expressions　生词和短语

etiology / ˌiːtiˈɒlədʒi / n. 病因学；病理学

pathological / ˌpæθəˈlɒdʒɪk(ə)l / adj. 不理智的；病态的

substance / ˈsʌbst(ə)ns / n. 物质，材料

metabolic / metəˈbɒlɪk / adj. 新陈代谢的，变化的

dysfunction / dɪsˈfʌŋkʃ(ə)n / n. 机能障碍

viscera / ˈvɪs(ə)rə / n. 脏腑，内脏

# 活动课　认识艾灸

　　艾灸，是用艾叶、艾绒制成艾炷、艾条等，点燃后产生温热刺激，作用于体表穴位或特定部位，通过激发经气来调整人体功能，从而达到防病治病目的的一种治疗方法。

　　灸法起源于石器时代，在人类掌握火的使用之后，经过不断地发展，最终筛选出艾作为灸治的主要工具，并被广泛应用。灸法和刺法有相近之处，刺法和灸法有相辅相成的治疗作用。

## 一、艾条灸

　　取纯净细软的艾绒，选质地柔软、疏松而又坚韧的桑皮纸，将艾绒卷成圆柱形的紧实艾卷，用胶水或糯糊封口做成艾条。可以在艾绒中掺入肉桂、干姜、丁香等中药末，制成具有特定治疗作用的药艾条。艾条灸的操作方法主要包括温和灸、雀啄灸和回旋灸。

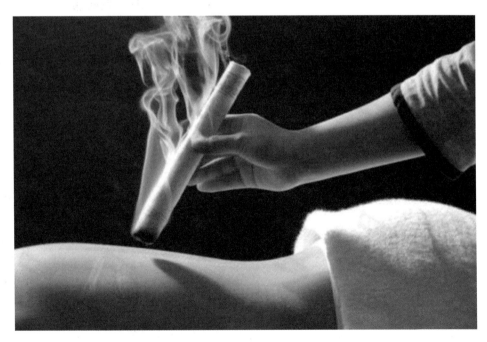

艾条灸

## 二、艾炷灸

用拇指、食指将艾绒搓成纺锤状，再以拇指、食指、中指将艾绒压紧，制成艾炷。艾炷上尖下圆，呈圆锥形，分为大、中、小三种。大艾炷如蚕豆大，中艾炷如枣核大，小艾炷如麦粒大。每烧一炷，称为一壮。

施灸时的壮数与艾炷大小可根据病情需要、施灸部位及患者体质情况灵活掌握。一般来说，体质强壮者，宜用大炷，壮数多；体质虚弱者，宜用用小炷，壮数少。阳虚、寒证，宜用大炷，壮数多；阴虚、热证，宜用小炷，壮数少。肌肉丰厚处宜用大、中炷，壮数多；肌肉浅薄处宜用小炷，壮数少。头面部宜用小炷，壮数少；躯干部宜用中、大炷，壮数多。

艾炷灸包括直接灸和间接灸两大类。

**1. 直接灸**　直接灸是指将艾炷直接放在皮肤上点燃施灸，又称明灸、着肤灸。

**2. 间接灸**　间接灸是指艾炷与皮肤之间用药物等隔开，又称隔物灸。常用的有隔姜灸、隔蒜灸、隔盐灸，还有隔附子饼灸、隔胡椒灸等。

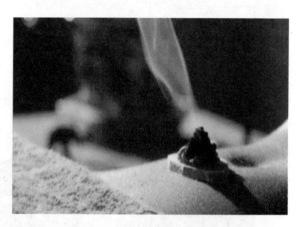

隔姜灸

## 三、温针灸

温针灸是针刺与艾灸相结合的方法，又称针柄灸。在留针过程中，将艾绒搓团捻裹于针柄上点燃，通过针体将热力传入穴位。每次燃烧枣核大艾团 1～3 团。本法具有温通经脉、行气活血的作用。

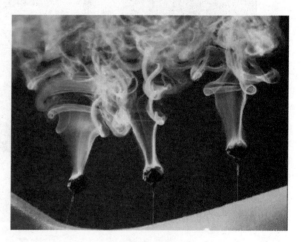

温针灸

适用于寒盛湿重，经络壅滞之证，如关节痹痛、肌肤麻木不仁等。

## 四、温灸器灸

利用铜制灸器、不锈钢灸器、竹制灸器等作为灸治工具进行灸治的方法称温灸器灸。其筒底有尖有平，筒内套有小筒，小筒四周有孔。施灸时，将艾绒或药物装入温灸器的小筒，点燃后，将温灸器盖扣好，即可置于穴位或灸治部位进行熨灸，以所灸部位皮肤红润为度。

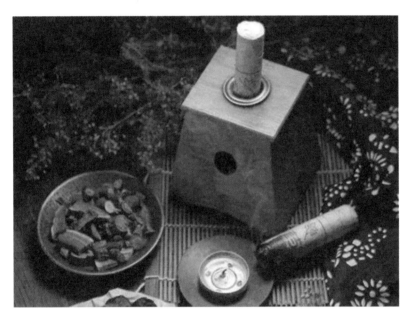

温灸器灸

61

# 第四章　青少年常见疾病的中医防治

## 第一节　影响青少年健康的因素

**导读**

　　青少年时期是人体生长发育的重要阶段，这一时期青少年的身体和心理发育都非常迅速，因此需要特别关注。健康干预是对个体及群体的健康危险因素进行全面管理的过程。应从社会、心理、环境、营养、运动等角度对青少年进行全方位的健康服务。

### 一、影响健康的不良因素

　　少年智则国智，少年强则国强。青少年是祖国的希望和未来，青少年的身心健康一直是我国教育关注的重点问题。青春期是人生活习惯、学习习惯养成的关键时期。不良的学习习惯包括久坐、读写姿势不正确等；不良的生活习惯包括吸烟、饮酒、缺乏运动、过度劳累等，这些都是危害青年健康的负面因素。中医

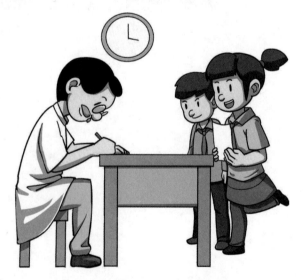

**关爱青少年身心健康**

学"治未病"的思想在保障青少年健康，培养青少年养成良好习惯方面具有巨大的优势。

## 二、中医体质与青少年健康

体质学说揭示了不同个体的差异规律、特征及机理。研究个体的特殊性对青少年疾病的预防、诊断、治疗及养生保健均有重要意义。中医强调的"因人制宜"，就是体质学说在个体化诊疗中的具体应用，这一理念也在青少年健康干预中发挥着重要作用。

体质，是在先天禀赋和后天获得的基础上形成的形态结构、生理功能、心理状态等相对稳定的个体化特性。体质在人的一生中并非一成不变，而是在各种后天因素的影响下动态变化的。这些因素既可影响体质强弱，也可改变体质类型。年龄因素、饮食因素、劳逸损伤、情志因素等都可能对体质产生影响。青少年日常生活中不健康的饮食习惯、运动习惯、学习习惯都可能对体质产生影响，从而影响身体健康。

## 三、中医体质分型

**1. 平和质（A 型）** 阴阳气血调和，以体态适中、面色红润、精力充沛等为主要特征。拥有此类型体质的青少年面色、肤色润泽，头发稠密有光泽，目光有神，唇色红润，精力充沛。在生活中性格随和开朗。平素患病较少，对自然环境和社会环境适应能力强。

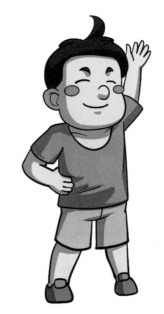

平和质

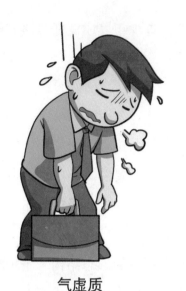

气虚质

**2. 气虚质（B型）** 以疲乏、气短、自汗等气虚表现为主要特征。此类型的青少年性格内向，不喜冒险，平素语音低弱，气短懒言，容易疲乏，精神不振，易出汗，对外界环境适应能力较差，不耐受风、寒、暑、湿等外邪。

**3. 阳虚质（C型）** 以畏寒怕冷、手足不温等虚寒表现为主要特征。此类型青少年多见平素怕冷，手足不温，喜热饮等症状，易感风、寒、湿邪。

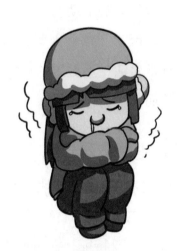

阳虚质

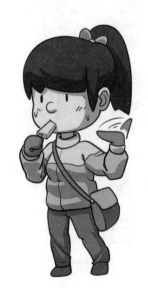

阴虚质

**4. 阴虚质（D型）** 以口燥咽干、手足心热等虚热表现为主要特征。此类型青少年大多体形偏瘦，外向、好动、活泼，耐冬不耐夏，不耐受暑、热、燥邪。

**5. 痰湿质（E 型）** 以形体肥胖、腹部肥满、口黏苔腻等痰湿表现为主要特征。此类型青少年平时性格温和、稳重，善于忍耐，面部皮肤油脂多，多汗且黏，胸闷，痰多，口黏腻或甜，喜食肥甘甜黏等，对梅雨季节及潮湿环境适应能力差。

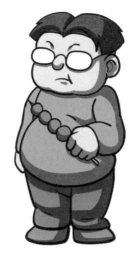

痰湿质

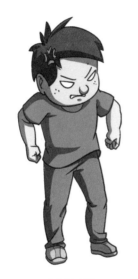

湿热质

**6. 湿热质（F 型）** 以面垢油光、口苦、苔黄腻等湿热表现为主要特征。此类型青少年大多形体中等或偏瘦，平时容易心烦急躁，面垢油光，易生痤疮，口苦口干，身重困倦，大便黏滞不畅或燥结，小便短黄，对夏末秋初湿热气候或气温偏高环境较难适应。

**7. 血瘀质（G 型）** 以肤色晦暗、舌质紫暗等血瘀表现为主要特征。此类型青少年胖瘦均见，平时易烦，健忘，肤色晦暗，色素沉着，容易出现瘀斑，口唇暗淡，舌暗或有瘀点，舌下络脉紫暗或增粗等。

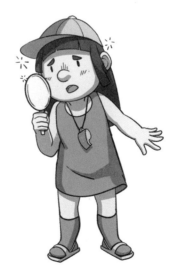

血瘀质

**8.气郁质（H型）** 以神情抑郁、忧虑脆弱等气郁表现为主要特征。此类型青少年形体瘦者为多，性格内向，情绪不稳定，敏感多虑，有神情抑郁、情感脆弱、烦闷不乐等表现，对精神刺激适应能力较差，不适应阴雨天气。

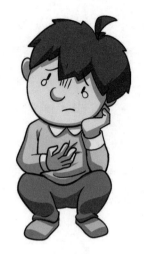

气郁质

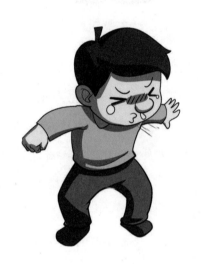

特禀质

**9.特禀质（I型）** 以生理缺陷、过敏反应等为主要特征。过敏体质者一般无特殊形体特征，易出现哮喘、荨麻疹、花粉及药物过敏等。

## 四、想一想　多动脑

根据当代中医理论，人体体质分为9种。选择适合自己的养生方案，能将体质调整到最佳状态。同学们，学习过本节内容之后，你觉得自己属于哪种体质呢？请与大家探讨一下吧！

请根据本节内容，将下列不同体质与其对应的症状相匹配吧！

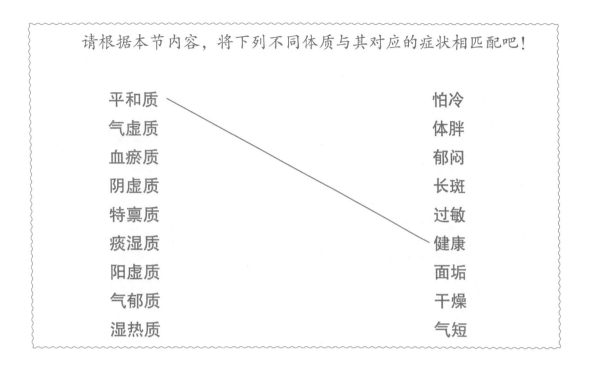

| | |
|---|---|
| 平和质 | 怕冷 |
| 气虚质 | 体胖 |
| 血瘀质 | 郁闷 |
| 阴虚质 | 长斑 |
| 特禀质 | 过敏 |
| 痰湿质 | 健康 |
| 阳虚质 | 面垢 |
| 气郁质 | 干燥 |
| 湿热质 | 气短 |

## 五、英语小课堂

Teenagers and adolescent health intervention is an act for young people to improve, maintain health as well as prevent diseases.

There are nine types of TCM constitution（中医体质）. Knowing your own body constitution seems to be important, because it helps prevent diseases and maintain health. For example, if you always eat too many cold-natured foods such as ice cream, even when you were born with a fire constitution, you could still be yang deficiency. We need to get more knowledge about the TCM constitution theory in order to keep healthy.

### New Words and Expressions　生词和短语

adolescent / ˌædəˈles(ə)nt /　n.　青少年

intervention / ˌɪntəˈvenʃ(ə)n /　n.　干预；介入；调解

constitution / ˌkɒnstɪˈtuʃ(ə)n /　n.　宪法；构成；体质；组成

# 第二节　青少年肥胖

> **导读**
>
> 　　近几年来，我国青少年儿童超重和肥胖的发生率呈上升趋势。超重和肥胖严重威胁着青少年的身心健康。

## 一、肥胖的概念

　　肥胖是指体内脂肪堆积过多，体重超重的非健康状态。肥胖的危害有很多，长期肥胖会加重高血压、高脂血症、糖尿病、冠心病等疾病的发病风险。肥胖还可能引起青少年的内分泌紊乱，引发青春痘、体毛浓密、发育迟缓等问题。除此之外，肥胖还能引起一系列的心理疾病，降低青少年的生活质量。

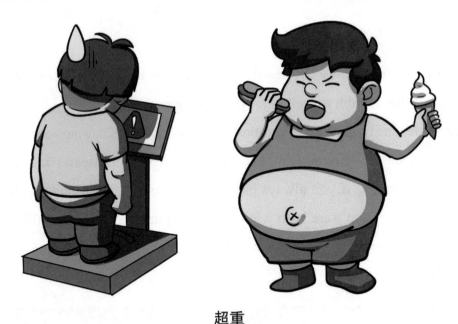

超重

## 二、肥胖的原因

　　肥胖包括原发性肥胖和继发性肥胖。原发性肥胖是单纯性肥胖，主要是遗传因素、后天饮食不合理或者是缺乏体育锻炼等所造成的脂肪蓄积引起的肥胖。继发性肥胖是由于内分泌紊乱或因某些疾病治疗不当所引起的。青少年肥胖常见的原因主要有以下几种。

### （一）不健康的饮食习惯

不健康的饮食习惯是导致肥胖发生的常见原因。饮食过量，没有节制，不注重营养搭配，偏食高脂肪、高糖分的食物，如油炸食品、蛋糕、奶茶、饮料等，导致能量过剩，转化成为脂肪堆积在体内，从而引起肥胖的发生。

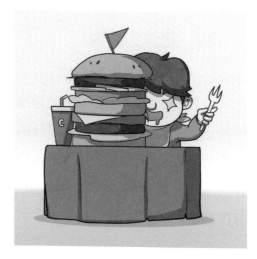

**不健康的饮食习惯**

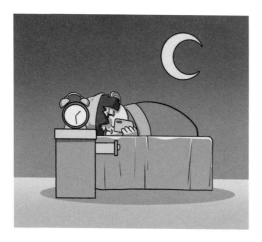

**睡眠不足**

### （二）运动和睡眠不足

适当运动有助于消耗体内的糖类和脂肪，缺乏运动会导致体内脂肪堆积，长此以往容易引发肥胖。

睡眠不足也会导致肥胖的发生。长期睡眠不足会引起机体代谢紊乱，发生脂质代谢的异常，导致肥胖。

## 三、中医对肥胖的认识

中医学认为，肥胖多是由于过度饮食、喜食甘甜油腻，或者缺乏活动等原因，使脾虚失于健运，酿生痰湿，气机运行不畅，血行瘀滞，导致体内膏脂堆积过多，体重超过一定范围。过度肥胖多伴有头晕乏力、神疲懒言、倦怠嗜睡等症状。

中医学认为"胃主受纳，脾主运化"，脾胃对于饮食营养精微的转化和吸收消化具有重要的意义。脾胃的功能对人体的生命活动至关重要，故称脾胃为"后天之本""气血生化之源"。

## 四、肥胖的防治

### （一）合理的生活方式

合理的饮食、运动和睡眠是预防和治疗肥胖的重点。合理饮食有助于脾胃维持正常功能，保证食物更好地消化和吸收。一日三餐要定时定量，营养搭配要均衡合理。中医学强调"五谷为养，五果为助，五畜为益，五菜为充，气味合而服之，以补精益气"，提醒我们要合理搭配膳食、均衡摄入营养才能保持身体健康。

充足的睡眠和运动不仅能预防肥胖的发生，更能增强体质、提高身体免疫力。

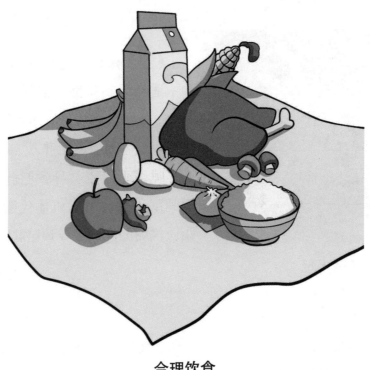

**合理饮食**

### （二）中医适宜技术

中医治疗肥胖方法较多并且疗效显著。针对肥胖人群，在保障健康生活方式的基础上，可选用中医适宜技术来帮助身体机能恢复健康状态，从而达到治疗肥胖的目的。如痰湿体质的肥胖者可食用薏米粥、荷叶茶等改变体质状态；便秘腹大的肥胖者可以按摩腹部，帮助消化，增强排便能力，减少体内食物堆积；体内寒湿较重、经常怕冷、大便黏腻的肥胖者可使用艾灸和拔罐的方法排出体内湿气；脾胃运化功能失调的肥胖者可通过针刺加中药的方式进行调理干预，改善脏腑功能状态。

## 五、想一想　多动脑

请同学们算一算自己的身体质量指数（BMI）是否处于健康状态，具体属于下列哪种分类。大家日常生活中在饮食、运动和睡眠等方面是否达到了健康标准？是否有管理体重、重视健康的意识和习惯？请大家分组讨论，互相分享一下吧！

身体质量指数（BMI）是常用于衡量人体肥胖程度的重要标准，计算公式：体重指数 BMI= 体重 / 身高的平方（国际单位 $kg/m^2$）。

### 身体质量指数表

| BMI 类型 | 参考标准 | 相关疾病发病的危险性 |
| --- | --- | --- |
| 偏瘦 | <18.5 | 低（但其他疾病危险性增加） |
| 正常 | 18.5～23.9 | 平均水平 |
| 偏胖 | 24～26.9 | 增加 |
| 肥胖 | 27～29.9 | 中度增加 |
| 重度肥胖 | ≥30 | 严重增加 |
| 极重度肥胖 | ≥40.0 | 极度增加 |

## 六、英语小课堂

Obesity during adolescence is associated with health consequences. It worries parents and has gained national and international attention. The factors that influence obesity among adolescents cannot be separated from each other. Eating a nutritious diet and increasing exercise help to treat obesity. TCM considers obesity as a disease mainly based on spleen and kidney deficiency（脾肾阳虚）and liver depression（肝郁）. Treating obesity by means of TCM therapies，such as dietary therapy，tuina，moxibustion，cupping and so on to intervene in metabolic function can have a positive effect on weight control and weight loss.

### New Words and Expressions 生词和短语

obesity / əʊ'biːsɪti / n. （过度）肥胖；<医>肥胖（症）

nutritious / njuˈtrɪʃəs / adj. 有营养的，滋养的

kidney / 'kɪdni / n. 肾，肾脏

# 第三节 青少年近视

> **导 读**
>
> 　　近年来我国青少年近视的患病率逐年升高，并有向低龄化、高度数发展的趋势。学习压力较大、电子产品大量使用等因素，也加剧了这种趋势。中小学生视力下降是不仅影响青少年健康，还对青少年的生活造成诸多不便。党和国家高度重视青少年近视问题。

## 一、近视的概念

近视是屈光不正的一种，是指眼睛在松弛状态下，平行光线经屈光系统的

折射后焦点落在视网膜之前，导致视网膜上不能形成清晰图像。

近视会影响人们的正常工作和学习。青少年患近视后，会导致听课效果不佳，学习成绩下降。近视不仅会遗传，还会引起多种并发症。随着近视度数的不断增加，可能引发青光眼、白内障等疾病，严重的可能会失明。

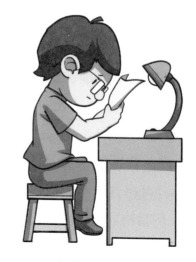

近视影响生活

## 二、近视的原因

大量研究表明，近视具有一定的遗传倾向，父母双方或者一方近视，其子女发生近视的概率会相对增大。长期用眼习惯不良、环境光线不佳、阅读字迹较小、用眼过度、缺乏室外活动等，都会导致近视的发生。

青少年近视常见的原因主要有以下几种。

### （一）用眼习惯与卫生

长期在光线不足的环境下视物，所视图文细小、过度使用电子产品，都容易引起近视的发生。

### （二）饮食运动与睡眠

青少年正处于身体发育的关键时期，如果长期食用精加工或过于精细的食物，可能会造成营养摄入不良，从而诱发近视。

相关研究表明，适当的户外运动、多晒太阳、充足的睡眠能有效预防近视的发生。

适当的运动

## 三、中医对近视的认识

中医学认为目为清窍，主司视觉，五脏六腑的精气均可向上输注于目。视力与五脏六腑、身体气血密切相关，在一定程度上能反映人体的健康状况。中医学认为后天饮食失调，营养摄入不均衡，五脏六腑功能异常和气血不足，都会影响眼的正常功能。

## 四、近视的防治

### （一）良好的饮食及用眼习惯

**1. 补充富含维生素的食物**　富含维生素 A 的食物如动物肝脏、禽蛋、胡萝卜、菠菜等，具有保护视力的作用。维生素 B 能促进视力发育，可以食用芝麻、大豆、花生等富含维生素 B 的食物。维生素 C 对视力有一定的保护作用，橙子、葡萄、猕猴桃等均富含维生素 C。

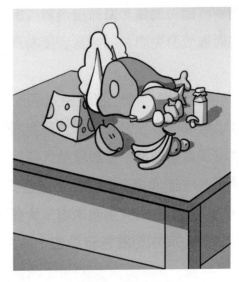

良好的饮食

**2. 补充富含钙类的食物**　相关研究表明，钙的缺乏可能会导致近视的产生或加重近视的程度。青少年身体发育较快，对钙的需求也相对增加。应多吃钙含量较多的食物，如奶类及其制品、虾及贝壳类、骨粉、豆及豆制品、蛋黄和深绿色蔬菜等。

**3. 养成良好的用眼习惯**　保持一个姿势用眼时间过长，会造成眼部疲劳，导致眼球变形，影响视力。缓解视疲劳有很多种方法，可以看向窗外的山、天空、树木数秒。通过调节眼部睫状肌缓解视疲劳。视物时光线充足、避免长时间使用电子产品、保持正确的读写姿势

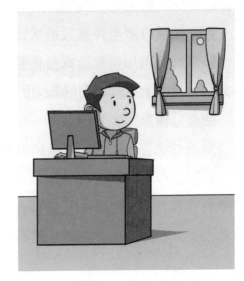

良好的用眼习惯

等均可以预防近视的发生、控制近视的发展。

### （二）中医适宜技术调理

中医适宜技术能有效地防治近视，且大多操作简便，疗效确切。下面列举两种实用的方法。

一是按摩法。以手指对眼部周围的穴位进行按揉，如睛明、攒竹、四白、太阳、丝竹空等，能促进眼睛周围的血液循环，改善视觉调节功能，缓解肌肉痉挛，从而消除眼疲劳。按摩力度要适中，每个穴位可按揉 1～2 分钟，以局部出现酸胀感为宜。

二是熨目法。双手掌心摩擦至微微发热，双眼微闭，两手掌心分别按在双眼上，使掌的热气煦熨两目，稍冷再摩再熨，如此反复 3～5 遍，每天可做数次。熨目法有温通阳气、明目提神的作用。

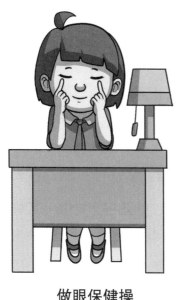

做眼保健操

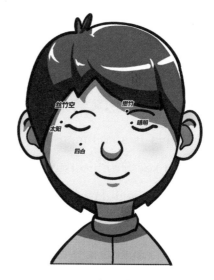

眼部保健

## 五、想一想　多动脑

良好的视力对同学们至关重要。正确地刺激眼周的穴位可以有效地缓解视觉疲劳，达到预防近视的作用。请同学们说一说眼保健操里的穴位吧！

| 眼保健操 | 穴位 |
|---|---|
| 第一节 | |
| 第二节 | |
| 第三节 | |
| 第四节 | |
| 第五节 | |
| 第六节 | |

## 六、英语小课堂

Myopia is a common optical condition in which one can see near objects but cannot see far objects clearly. According to TCM, myopia is mainly related to liver and blood deficiency, congenital deficiency, acquired malnutrition and yang deficiency. As a common treatment, Chinese medicine has been shown to be effective in controlling the development of myopia. With a history of thousands of years, TCM therapies are now widely used in preventing and treating myopia. Massaging at acupoints around the eyes can help to promote energy and blood flow which can strengthen the eyes. Many researchers show that acupuncture can slow the progression of myopia in children. Auricular acupuncture is another therapy for treating myopia. TCM believes that ears and eyes are connected. Stimulating acupoints around the ears can regulate the qi and blood around the eyes.

## New Words and Expressions　生词和短语

myopia / maɪ'oʊpɪə / 　*n.* （医）近视；（正式）目光短浅；缺乏远见

congenital / kən'dʒenɪt (ə) l / 　*adj.* （病症等）先天的，天生的

symptom / 'sɪmptəm / 　*n.* （医）症状；（大问题的）迹象，征兆，征候

acupuncture / 'ækjupʌŋktʃər / 　*n.* 针灸，针刺疗法

acupoint / 'ækjuˌpɔɪnt / 　*n.* 穴道，中医穴位

nutrition / nuˈtrɪʃ (ə) n / 　*n.* 营养，滋养

# 第四节　青少年脊柱侧弯

> **导　读**
>
> 　　如果把人体比作一座房子，那脊柱就是这个房子的栋和梁，所以老百姓又称脊柱为"脊梁骨"。如果栋和梁歪了，就会影响整个屋子。脊柱侧弯会导致长短腿、高低肩、剃刀背等。

## 一、脊柱侧弯的概念

### （一）什么是脊柱侧弯

　　脊柱侧弯指脊柱的一个或数个节段偏离身体中线向侧方弯曲，脊柱形成一个带有弧度的畸形。正常的脊柱，从侧面看，自颈部到臀部有两个"S"形弯曲，我们称之为生理弯曲。从人体背面看，脊柱应为一条直线，如果脊柱向左右方向弯曲，就可定义为"脊柱侧弯"。

　　脊柱侧弯是危害我国青少年健康的常见病、多发病，通常在青春期之初发病，发病

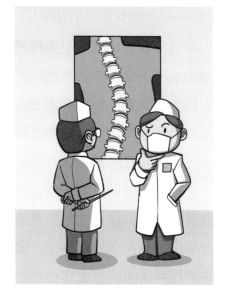

脊柱侧弯

进展迅速，男孩和女孩发病概率相同，女孩的脊柱侧弯程度更重。脊柱侧弯会使青少年躯干变形，出现双肩高低不平、胸廓不对称、脊柱偏离中心线等症状，严重者甚至可能压迫心肺，影响心肺功能，出现呼吸困难等。同时脊柱侧弯还会使青少年产生自卑、内向、恐惧、敏感、自闭等多种不良情绪。

### （二）脊柱侧弯自测方法

有一些简单的方法，可以检测一下自己是否存在脊柱侧弯的问题。我们脱掉外套，在镜子面前保持自然站立，双肩呈放松状态，观察自己的左右肩膀是否存在高低不等的情况。也可以通过前屈试验来检查：脚跟并拢、双腿伸直，身体前屈90度，指尖指向双脚之间。让家里人或者朋友站在身后，观察自己是否存在两肩不平、腰部不平、向前弯时背部的一侧突出等症状。如果背部出现不对称，应怀疑是否为脊柱侧弯，应去医院做相关检查并尽快开展治疗。

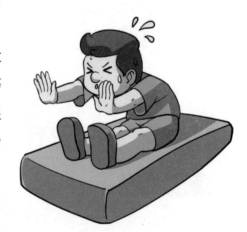

**脊柱侧弯自测**

## 二、脊柱侧弯的原因

脊柱侧弯的发生与遗传等因素密切相关，但是久坐、坐姿不良、运动不当、营养缺乏等因素也会导致脊柱侧弯的发生。青少年处在人生的关键时期，把大量精力放在学习上，往往容易忽视身体健康。

### （一）骨骼发育

青少年时期是生长发育的高峰期，全身骨骼有一定的可塑性，经常久坐、坐姿不正确，或者长期使用与身体不相配套的桌椅等，都会增加脊柱的压力，加重脊柱的负担，造成脊柱弯曲。青少年书包过重及不正确的背包方式都会诱发或加剧脊柱侧弯的症状。例

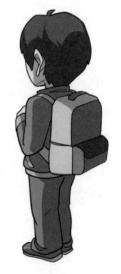

**青少年书包不宜过重**

如有的青少年使用一个肩膀背包，使压力过于集中，这种错误的方式往往会使双肩受力不平衡，大大增加了脊柱侧弯的发病风险。

### （二）饮食营养

青少年时期，人体生长发育需要丰富的营养物质。一小部分青少年厌食、不吃主食、饮食不节制，过量食用高脂肪高糖的油炸食品、蛋糕、奶茶、饮料等，这些都会造成青少年营养不良，长此以往容易出现肌肉、骨骼发育不全、免疫力下降，甚至影响智力发育。如果缺少维生素 D，还会出现佝偻病，严重时会出现青少年脊柱侧弯的现象。如果肌肉发育不良，尤其是脊柱两侧肌肉发育不良，会造成脊柱两侧肌肉力量不均衡，也可能引起脊柱侧弯。

## 三、脊柱侧弯的防治

青少年脊柱侧弯往往会对一生造成不良的影响。因此，必须做到尽早发现、尽早干预，在日常生活中保持良好的坐姿、行姿、立姿和睡姿，注重合理膳食，营养均衡等。

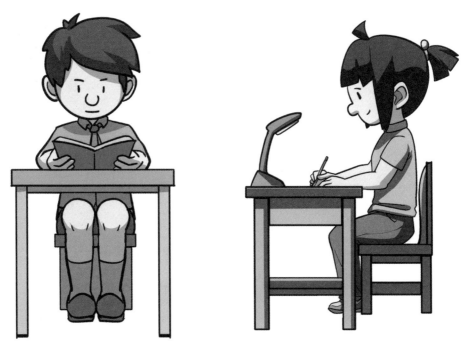

良好的坐姿

规范坐姿，不能弯腰驼背，不能跷二郎腿；避免久坐，适时起身进行伸展练习，减轻脊柱的负担。学习时保持正确的坐姿，应保持"两个一"原则，即身体距离桌子"一拳"远，眼睛距离书本"一尺"远。选择高度适合的桌椅，坐时能够保持"两个基本垂直"。一是当两脚平放在地面时，大腿与小腿能够基本垂直；二是当两臂自然下垂时，上臂与小臂能基本垂直。课桌椅高度应及时依据身高变化而做出相应的调整。

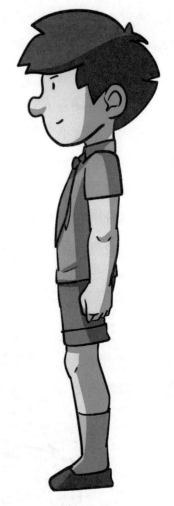

养成良好的行走习惯，避免在走路时驼背或探肩。规范立姿，站立时应目视前方，挺胸抬头，微微收腹，保持身体正直挺拔。尽量选择双肩书包，有效保障双肩受力的平衡性。同时应该适当开展内容多样化的体育锻炼，增强脊柱两侧、前后肌群力量。除了做好广播操、上好体育课，每天应坚持1小时左右的其他体育锻炼。睡姿最好是仰卧位和侧卧位交替，并选择硬度适中、高度适宜的枕头，使颈部能够保持基本平直，避免睡觉时不用枕头。

良好的站姿

同时，防治脊柱侧弯也要养成良好的饮食习惯，一日三餐要定时定量，饥饱适度，按时就餐，不挑食，少吃零食，以保证骨骼的良好发育。

## 四、想一想　多动脑

保持良好的坐姿、行姿、睡姿和饮食习惯可以最大限度地预防脊柱侧弯。请大家根据所学内容，互相检查一下同学们是否有脊柱侧弯的问题吧！同时提醒他（她）要时刻保持良好习惯！

## 五、英语小课堂

Adolescent scoliosis is the lateral bending of the spine away from the midline of the body, which has a negative effect on the physical and mental health of adolescents. It can be dangerous or life-threatening if untreated. Long-term sitting, incorrect sitting posture, improper movement, lack of nutrition and other factors can also lead to scoliosis. We should break bad habits, avoid sedentary lifestyle, sit with a good posture and obtain nutrition from healthy foods in order to prevent the disease.

---

### New Words and Expressions　生词和短语

scoliosis / ˌskoʊli'əʊsɪs /　*n.*　脊柱侧弯

lateral / 'lætərəl /　*adj.*　侧面的

spine / speɪn /　*n.*　脊柱；脊椎

midline / 'mɪdˌlaɪn /　*n.*　中线；正中

mental / 'mentl /　*adj.*　思想的；精神的

---

# 活动课　认识推拿

　　"四总穴歌"是我国古代中医大夫临床经验的总结，并在民间广为流传。诀曰："肚腹三里留，腰背委中求，头项寻列缺，面口合谷收。"这句话的意思是，腹痛腹泻可以点按足三里穴，腰酸背疼可以点按委中穴，头晕项痛可以点按列缺穴，牙痛鼻塞可以点按合谷穴。

推拿是用手在人体的经络或特定穴位上，用推、拿、提、捏、揉等手法来恢复或改善身体功能的一种中医外治疗法。其手法渗透力强，具有疏通经络、平衡阴阳、延年益寿、放松肌肉、解除疲劳、综合调节人体机能的功效。因为无须打针、吃药，推拿也被认为是"绿色"的治疗手段，深受百姓喜爱。

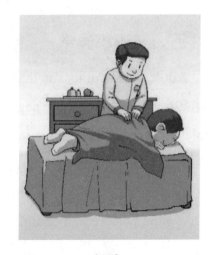

推拿

# 一、偏头痛

【选穴】

角孙：在头部，耳尖直上入发际 1.5 寸。

率谷：在头部，耳尖正对发际处。

【操作】

可以用双手抱住头，然后用大拇指从角孙穴到率谷穴之间来回推按，直到头皮感觉到发热发胀，可以缓解偏头痛。

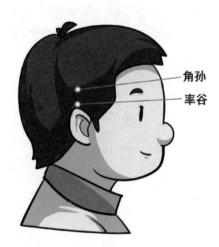

偏头痛治疗选穴

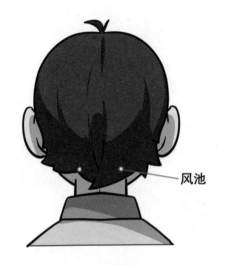

头晕、项痛治疗选穴

# 二、头晕、项痛

【选穴】

风池：在颈后区，枕骨之下，胸锁乳突肌上端与斜方肌上端之间的凹陷中。

【操作】

以两手拇指指腹放于同侧风池穴处，其余四指附于头部两侧着力固定，拇指逐渐由轻到重进行揉按。

## 三、胃部不适

【选穴】

中脘：在腹部，人体前正中线上，肚脐上方4寸。

【操作】

双手掌重叠或单手掌按压在中脘穴上，顺时针或逆时针方向缓慢按揉，力度适中，3～5分钟为宜。

用手指按压10秒钟后松开再压，反复进行3～5分钟，可缓解胃部不适。

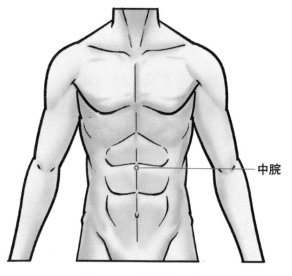

胃部不适治疗选穴

## 四、便秘、腹泻

【选穴】

天枢：腹部前正中线旁开2寸处，肚脐左右两侧腹直肌肌腹最高点处。

【操作】

双手掌心向下，食指、中指、无名指三指并拢，指腹垂直向下顺时针按揉1～3分钟，可缓解便秘。

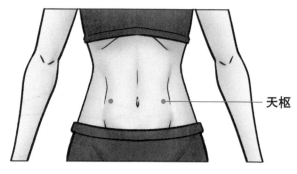

便秘、腹泻治疗选穴

用拇指指腹压在两侧穴位上，力度由轻渐重，缓缓下压，指力以患者耐受为度，持续1～3分钟，将手指慢慢抬起但不要离开皮肤，再在原处按揉片刻，可缓解腹泻。

## 五、牙痛

【选穴】

合谷：位于拇指和食指合拢后，隆起肌肉最高处。

【操作】

以一侧拇指指腹按住另一侧合谷进行揉动或按压，以感到酸、麻、胀为宜，可缓解牙痛。

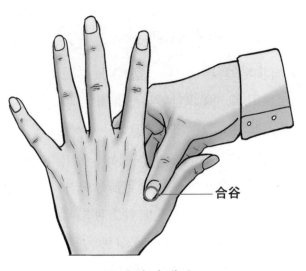

合谷

牙痛治疗选穴

## 六、咳嗽

【选穴】

列缺：两手虎口自然伸直交叉，一手食指按在另一手桡骨茎突上，指尖下凹陷中即此穴。

【操作】

如果取右手列缺，则右手放松，深呼吸，同时用左手食指用力按压 6 秒钟。如果取左手列缺，则左手放松，深呼吸，同时用右手的食指强力按压 6 秒钟。按摩时以有酸胀感为度，可缓解咳嗽。

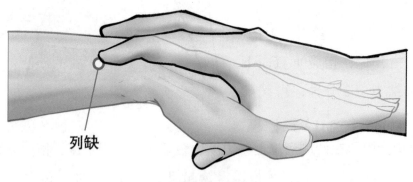

列缺

咳嗽治疗选穴

## 七、腰背痛

【选穴】

委中：在膝关节的背面，当屈腿时膝关节背面的腘横纹中间。

【操作】

用拇指指腹按揉或按压，可缓解腰背痛。

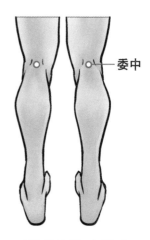

腰背痛治疗选穴

## 八、养生保健

【选穴】

足三里：在小腿前外侧，当犊鼻下3寸，距胫骨前缘一横指。

【操作】

可将食指、中指和无名指并拢共同揉按穴位100～300次，也可用拇指第一关节或指腹进行揉按，也可以适当进行拍打，力度以患者耐受为宜。常按足三里可起到养生保健的作用。

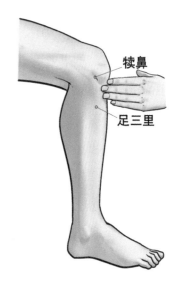

养生选穴

## 九、美容养颜

【选穴】

三阴交：位于小腿内侧，内踝最高点上3寸处（约自己除拇指外的其余四指并拢的宽度）。

【操作】拇指先向下按压10～15次后再改为点揉法，每次1分钟左右，每天可进行多次。需要注意的是，此穴虽有活血化瘀美容养颜的功效，但经期不宜使用。

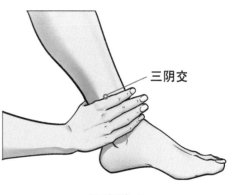

美容选穴

# 主要参考书目

［1］中医出版中心整理.黄帝内经素问［M］.北京：人民卫生出版社，2012.

［2］（晋）葛洪；汪剑，邹运国，罗思航整理.肘后备急方［M］.北京：中国中医药出版社，2016.

［3］滕昕，刘美伶.山海经［M］.成都：四川人民出版社，2019.

［4］马王堆汉墓帛书整理小组编.五十二病方［M］.北京：文物出版社，1979.

［5］中医出版中心整理.灵枢经［M］.北京：人民卫生出版社，2012.

［6］冀昀.吕氏春秋［M］.北京：线装书局，2007.

［7］（元）朱震亨.格致余论［M］.北京：中国医药科技出版社，2018.

［8］（宋）朱震.汉上易传［M］.北京：九州出版社，2012.